ピッツバーグの人工呼吸「集中講義」

監訳
加藤 良太朗
板橋中央総合病院 総合診療科 部長

新見 能成
板橋中央総合病院 麻酔科 部長

Mechanical Ventilation

edited by

John W. Kreit, M.D.
Professor of Medicine and Anesthesiology
Director, Fellowship Program in Pulmonary and Critical Care Medicine
Division of Pulmonary, Allergy, and Critical Care Medicine
University of Pittsburgh School of Medicine
Pittsburgh, Pennsylvania

メディカル・サイエンス・インターナショナル

Authorized translation of the original English edition,
"Mechanical Ventilation", First Edition
edited by John W. Kreit

© Oxford University Press 2013
All Rights Reserved.

本書は2013年に英文出版されたMechanical Ventilation, First Editionの翻訳であり，オックスフォード大学出版局との契約により出版されたものである。

"Mechanical Ventilation, First Edition" was originally published in English in 2013.
This translation is published by arrangement with Oxford University Press.

© First Japanese Edition 2016 by Medical Sciences International, Ltd., Tokyo

Printed and Bound in Japan

我が妻Marilyn，子供たちJenniferとBrianに
愛と感謝を込めて

過去，現在，未来の仲間たちに
本書を捧げる

監訳者・訳者一覧

監訳者

加藤良太朗　板橋中央総合病院 総合診療科 部長
新見能成　　板橋中央総合病院 麻酔科 部長

訳者(翻訳章順)

加藤良太朗　板橋中央総合病院 総合診療科 部長(第1章)
林　智宏　　板橋中央総合病院 総合診療科/呼吸器内科(第2～4章)
渡部晃平　　板橋中央総合病院 総合診療科/呼吸器内科(第5～7章)
稲村実穂子　板橋中央総合病院 麻酔科(第8, 9章)
澤田憲一郎　板橋中央総合病院 麻酔科(第10, 11章)
四竃　純　　板橋中央総合病院 呼吸器内科(第12章)
伊藝博士　　板橋中央総合病院 呼吸器内科(第13章)
土方利之　　板橋中央総合病院 麻酔科(第14章)

監訳者の序

今から15年前，ちょうどニューヨークで同時多発テロが起きた年のことである。私は米国ミズーリ州セントルイスのワシントン大学で，内科インターンとしてCCUで研修中だった。ある晩，意識不明の40代の男性（かなり大柄）がヘリで搬送されてきた。趣味のバイク・レース中に心停止を起こしたのだ。誤嚥も相当したようで，人工呼吸器に乗せても換気や酸素化がまったくできない。アラームは鳴りやまず，モニターの数値は悪くなるばかり。どうしようもなくて，一晩中バッグ換気を行った。しかもこのバック，当時の米国ではプラスチック製が一般的で，日本のオペ室のゴム製バッグとは硬さが違う。夜通し換気していたら血豆がいくつもできてしまった。それでも，患者は助かった。退院前に「あなたの肺は本当に硬かった」と手のひらを見せると，車のディーラーである彼は，「ぜひ俺のカーショップに遊びに来い，レクサスを安くしとくよ！」と大喜びだった。彼の笑顔を見て，充実感に包まれた。

その後，ピッツバーグ大学で集中治療のトレーニングを受けた私は，その時の自分がいかに無謀であったか痛感した。当時は人工呼吸器を使いこなすための，わかりやすい教材も少なく，バッグ換気のデメリットについて教えてくれる先輩もいなかった。「こんな本があったら，あの晩は楽に過ごせたのに…」。本書を初めて読んだときの感想だ。

今では人工呼吸のテキストはたくさんある。特に日本では，医学生やコメディカル向けのわかりやすい本も多い。しかし，呼吸の生理を呼吸器設定の原則へとロジカルに結びつけ，個々の患者にいかようにも対処できる力，考え方の「軸」を形づくってくれるテキストは非常に少ない。

本書の編者であるジョン・クライト先生は，全米で最も人気のある呼吸器内科プログラムを備えたピッツバーグ大学でプログラム・ディレクターを2001年から務めている。教えるのがうまい指導医は多いが，なかでも彼は圧倒的な人気を誇っており，ベスト・ティーチャーに贈られる数々の名誉ある賞を受けている。その彼が渾身の力を込めて書き下ろした本書は，生理学のエッセンスから呼吸器設定のルール・実用的なアドバイスまでを実にコン

パクトにまとめている。この本，実は，ピッツバーグ大学で集中治療に携わる学生や研修医の間では「隠れた名著」として崇められている。

昨年，板橋中央総合病院とピッツバーグ大学医学部との間にパートナー協定が結ばれたことをきっかけに，今回，本書を翻訳する機会が与えられたのは誠に幸いなことである。当院の若手スタッフを中心に，原書に溢れるクライト先生の発想力やユーモアを損なうことなく丁寧に翻訳，監訳したつもりだ。

本書が，人工呼吸器を扱う多くの医療従事者のポケットに入り，誰もが血豆をつくることなく重症患者の人工呼吸管理ができるようになること，そして，人工呼吸器に乗せられた全国の重症患者たちの予後が少しでも良くなることを切に望んでいる。

2016年5月

加藤良太朗

新見能成

原著の序

日本の読者に向けて

「ピッツバーグ集中治療シリーズ」の中でも，本書が邦訳されるとの報を聞き，とても嬉しく思っている。

人工呼吸器で管理されている患者のマネジメントは，医学生や研修医だけでなく，呼吸器科や集中治療科の専門研修医にとっても手強い課題である。聞くところによると，どうやらこれは日本でも似たような状況らしい。

本書を執筆するにあたって私は，医学生や，研修レベルを問わずすべての医師たちに，実用的で簡潔，わかりやすい情報やアドバイスを提供しようと努力した。このハンドブックは，現場で人工呼吸患者の診療にあたっている医療者たちが常に持ち歩き，そのマネジメントに活用できるようにつくってある。

本書を通して，人工呼吸の生理学，人工呼吸器の仕組み，設定の仕方，さまざまな原因で呼吸不全に陥った患者をどのように管理したらよいか，どのようにして人工呼吸器から離脱させるか，などなど実に多くのことが学べる。本書が，人工呼吸を本気で理解したい読者たちにとって欠かせない教材となること，そして重症患者のケアに少しでも役立つことを願っている。

John W. Kreit, M.D.

シリーズ刊行にあたって

ピッツバーグほど集中治療に馴染み深い場所は，世界中どこを探してもない。1960年代後半に，Peter SafarとAke Grenvikはピッツバーグのみならず，世界で初めて集中治療という新しい科学と医療を創造した。彼らが唱えた多角的なチームアプローチは，今でもピッツバーグのICUにおけるスタンダードとなっている。「ピッツバーグ集中治療シリーズ」は，この伝統を継承している。

ピッツバーグ大学の指導陣が執筆，編集した本シリーズの内容は，集中治療領域におけるベスト・プラクティスである。ピッツバーグモデルは世界中で採用されており，地元の指導者たちは世界のリーダーとして認められている。簡潔なハンドブックで構成される本シリーズを通して，少しでもピッツバーグの伝統が，集中治療に携わる世界中の人たちに伝えられたらと願っている。

シリーズ編集
John A. Kellum

執筆者一覧

Arthur Boujoukos, M.D.
Professor of Critical Care Medicine
Clinical Vice Chair, Department of Critical Care Medicine
Medical Director, Cardiothoracic ICU, UPMC-Presbyterian Hospital
University of Pittsburgh School of Medicine

Matthew Cove, BSc, MBChB
CRISMA Fellow
Department of Critical Care Medicine
University of Pittsburgh School of Medicine

Khaled Fernainy, M.D.
Assistant Professor of Medicine
Division of Pulmonary, Allergy, and Critical Care Medicine
University of Pittsburgh School of Medicine

Matthew Gingo, M.D.
Assistant Professor of Medicine
Division of Pulmonary, Allergy, and Critical Care Medicine
University of Pittsburgh School of Medicine

Mark T. Gladwin, M.D.
Professor of Medicine
Division Chief, Pulmonary, Allergy and Critical Care Medicine
Director, Vascular Medicine Institute
University of Pittsburgh School of Medicine

John W. Kreit, M.D.
Professor of Medicine and Anesthesiology
Director, Fellowship Program in Pulmonary and Critical Care Medicine
Division of Pulmonary, Allergy, and Critical Care Medicine
University of Pittsburgh School of Medicine

Phillip E. Lamberty, M.D.
Assistant Professor of Medicine
Division of Pulmonary, Allergy, and Critical Care Medicine
University of Pittsburgh School of Medicine

Thomas B. Rice, M.D.
Assistant Professor of Medicine
Division of Pulmonary, Allergy, and Critical Care Medicine
University of Pittsburgh School of Medicine

Jason A. Stamm, M.D.
Clinical Assistant Professor of Medicine
Geisinger Medical Center
Departments of Thoracic Medicine and Critical Care Medicine
Temple University School of Medicine

Matthew E. Woodske, M.D.
Assistant Professor of Medicine
Associate Director, Fellowship Program in Pulmonary and Critical Care Medicine
Division of Pulmonary, Allergy, and Critical Care Medicine
University of Pittsburgh School of Medicine

目 次

1. 呼吸生理のエッセンス　1
2. 呼吸不全と人工呼吸の適応　33
3. 人工呼吸器と関連用語　41
4. 換気モードと呼吸タイプ　49
5. 人工呼吸器の設定　69
6. 人工呼吸患者の生理学的評価　77
7. 動的肺過膨張と内因性PEEP　93
8. 患者と人工呼吸器の相互作用と非同調　107
9. 人工呼吸器のアラーム：原因と評価　117
10. 人工呼吸と心血管系　127
11. 人工呼吸と個別疾患　143
12. 人工呼吸器からの離脱　157
13. 非侵襲的人工呼吸　171
14. 体外式膜型人工肺（ECMO）　181

索　引　189

注 意

 本書に記載した情報に関しては，正確を期し，一般臨床で広く受け入れられている方法を記載するよう注意を払った。しかしながら，監訳者，訳者ならびに出版社は，本書の情報を用いた結果生じたいかなる不都合に対しても責任を負うものではない。本書の内容の特定な状況への適用に関しての責任は，医師各自のうちにある。

 監訳者，訳者ならびに出版社は，本書に記載した薬物の選択，用量については，出版時の最新の推奨，および臨床状況に基づいていることを確認するよう努力を払っている。しかし，医学は日進月歩で進んでおり，政府の規制は変わり，薬物療法や薬物反応に関する情報は常に変化している。読者は，薬物の使用にあたっては個々の薬物の添付文書を参照し，適応，用量，付加された注意・警告に関する変化を常に確認することを怠ってはならない。これは，推奨された薬物が新しいものであったり，汎用されるものではない場合に，特に重要である。

 薬物の表記は，本邦で発売されているものは一般名・商品名ともにカタカナに，発売されていないものは英語で記すよう努力した。

Chapter 1 呼吸生理のエッセンス

John W. Kreit

グッとくるタイトルをつけたのに（笑），こんな章は飛ばしてもっと臨床に役立ちそうな章から読もうと思ってはいないだろうか？ それはやめたほうがよい。なにもこの章の著者である私をがっかりさせないでくれ，というのではない。君は人工呼吸について本気で勉強したいと思っているはずだ。それなら呼吸生理の基本について実践的な知識が絶対に必要になる。もちろん，各章を個別に読んでいってもそれなりに勉強になる。でも人工呼吸を本当にマスターしたいのなら，以降のすべての章の基礎となる本章から先に読んでほしい。

確かに，呼吸生理はどちらかというと難解で，砂漠のように無味乾燥な文章で書かれがちだ。ただ，そのために呼吸生理が本当はいかに大事かを見落としてしまう人が多いのは非常に残念だ。私は呼吸生理をできるだけ面白く，わかりやすく，かつ臨床にかこつけながら説明していくつもりだ。早速，始めよう！

呼吸器系

呼吸器系は肺と胸壁でできている。胸壁は，肋骨とそれに付随したすべての組織や筋肉からなり，横隔膜も含む。呼吸器系の役割は，右室を経て肺血流に押し出された混合静脈血から二酸化炭素（CO_2）を取り除き，酸素（O_2）を加えることだ。そのためには，相互作用する2つのプロセスが起こらないといけない。

- 換気：ガスが肺の内外を繰り返し出入りすることを**換気**という。換気によりCO_2の排泄を調節することで動脈血のCO_2分圧は管理されている。
- 酸素化：動脈血のO_2分圧を正常に保つことを可能にしている複数のプロセスを，総じて**酸素化**という。

換気

ガスが肺の内外を出入りできるのは,呼吸器系が安静時または平衡状態から拡大し,そして元に戻る間だけである。「私たちは息をしないと換気できない」を医学的に凝った言い方にするとこうなる。ほとんどの人は息をするのに労力を要しないし,ましてや考えながら息をする人などいない。しかし,息をするというのは実は結構複雑なプロセスなのだ。具体的には,換気は,呼吸器系の動きを制限する2種類の内力を上回るのに十分な外力が加わってはじめて可能になる。この内力と外力の相互作用を換気の力学,または**呼吸力学**と呼ぶ。

呼吸力学
2種類の内力
● 弾性

肺移植の手術や剖検に立ち会ったことがあれば,胸腔から摘出された肺が萎んでしまうのを見たことがあるだろう。さらに注意深く観察していたら,肺が摘出された後の胸壁は逆に開いてしまうことにも気づいたはずだ。肺と胸壁にはそれぞれ固有の安静時または平衡状態の容量がある。図1.1を見てのとおり,肺や胸壁の容量をその平衡状態から少しでも変化させるには外力が必要で,大きく変化させるにはそれだけ大きな外力が必要となる。よくよく考えてみると,肺と胸壁はまるで金属のバネのように思えてこないだろうか? バネには弾性(elastic recoil,弾性反跳ともいう)があるため,伸ばしたり縮ませたりすればするほど,大きな力が必要となる。

肺と胸壁の弾性には2つの由来がある。
- 肺のエラスチンやコラーゲン,そして胸壁の軟骨・骨・筋肉など,いわゆる「弾性因子」が伸ばされることで生じる**組織力**。
- 肺固有の**表面力**というのもあり,肺胞の表面を覆うサーファクタント(界面活性物質)が作り出す表面張力によって生じる。

● 圧-容量関係

呼吸器系および独立した肺と胸壁それぞれの弾性は,それぞれが特定の容量を維持するのに必要な圧力との関係を描いたグラフで表される。このような**圧-容量曲線**をより深く理解するため,まず図1.1に示した肺バネと胸壁バネの特徴をもう一度じっくりと見てほしい。図1.2には各バネの長さと,その長さを維持するのに必要な圧力,すなわち弾性に対抗するのに必要な圧力〔**弾性力**(elastic recoil pressure)ともいう〕との関係を描いた。見てのとお

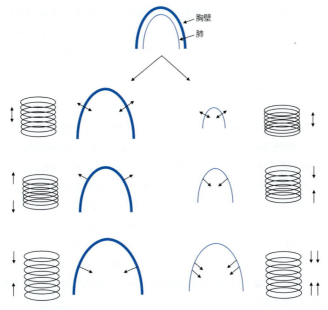

図 1.1 肺と胸壁を分離すると,肺は内向きに跳ね返り,胸壁は外向きに反り返り,それぞれ平衡状態の容量に達する(両矢印)。そこから容量を変化させると,内向きまたは外向きの弾性(矢印)が増加するため,さらなる外力が必要となる。このような肺と胸壁の特徴は,まるでバネのようである。

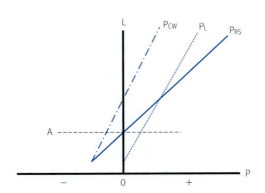

図 1.2 肺バネ(P_L),胸壁バネ(P_{CW}),呼吸器系バネ(P_{RS})それぞれの圧力(P)と長さ(L)の関係。どの長さにおいても,P_{RS}はP_LとP_{CW}の和であることに注目してほしい。安静時または平衡状態の長さは,各直線がY軸を交差するとき,すなわちP=0のときの値である。バネを平衡状態よりも伸ばすと,その弾性と拮抗するための外向き(+)の力が必要となり,縮ませると,今度は内向き(−)の力が必要になる。呼吸器系バネの平衡状態は,肺の内向き弾性が胸壁の外向き弾性とちょうど釣り合った長さ(ポイントA)となる。

り，肺バネは伸ばせば伸ばすほど大きな外力(P_L)が必要になる。同様に，胸壁バネも，伸縮させればさせるほど大きな外向きまたは内向きの外力(P_{CW})が必要になる。そして，各バネの安静時または平衡状態の長さは，それぞれの曲線がY軸を交差するとき，つまり外力がゼロのときの長さなのである。

では，この2つのバネをつなげたらどうなるだろうか。実際の肺と胸壁も，非常に薄い層の胸水によって張りついて一体となって機能している。図1.2から，呼吸器系バネの弾性特性(P_{RS})は，2つの圧-容量曲線の和であることがわかる。つまりどの長さでも，P_{RS}はP_LとP_{CW}の和となる。また，呼吸器系バネの安静時の長さ（$P_{RS}=0$）は，肺バネの内向き弾性と胸壁バネの外向き弾性がちょうど釣り合ったときであることも覚えておいてほしい。

ところで，「上記のことが呼吸生理と一体何の関係があるんだ？」と思うかもしれない。実は，バネの圧-容量曲線は実際の肺，胸壁，そして呼吸器系の圧-容量曲線に驚くほど似ているのだ。つまり，図1.2のコンセプトが理解できていれば，呼吸器系の弾性特性について必要なことはすべて理解できたといっても過言ではない。

信じられない？　それなら図1.3を見てほしい。この圧-容量曲線は，スパ

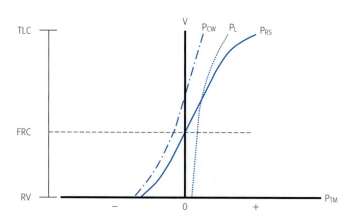

図1.3　肺（P_L），胸壁（P_{CW}），呼吸器系（P_{RS}）それぞれの壁内外圧差（P_{TM}）と容量（V）の関係。各曲線は，残気量（RV）と全肺気量（TLC）の間にある肺気量において，弾性と平衡を保つためにはどれぐらいの外向き（＋）または内向き（−）の力が必要かを表している。どの肺気量においても，P_{RS}はP_LとP_{CW}の和である。安静時または平衡状態の肺気量は，各曲線がY軸を交差するとき，すなわち$P_{TM}=0$のときの値である。呼吸器系が平衡状態の肺気量〔機能的残気量（FRC）〕に達するのは，肺の内向き弾性が胸壁の外向き弾性とちょうど釣り合ったときである。

イロメータを用いて実際の被検者から得た。具体的には、被検者にマウスピースを通して呼吸をしてもらい、全肺気量(TLC)と残気量(RV)の間に当たるいくつかの肺気量にて呼吸筋を休めてもらう。このとき、マウスピースに蓋をし息を吐けない状態にして圧を測定した。各肺気量にて、胸腔内圧(P_{PL})と気道内圧(P_{AW})を蓋のすぐ内側で計り、次に**壁内外圧差**、つまり肺、胸壁、そして呼吸器系それぞれの内外の圧較差(それぞれP_L, P_{CW}, P_{RS})を計算した(図1.4)。大切なのは、空気の流れがない状態ではP_{AW}と肺胞内圧(P_{ALV})は等しいという点と、薄いバルーンのついたカテーテルで測定した食道内圧(P_{ES})をもとにP_{PL}を推測したという点だ。こうして描かれた圧-容量曲線は、すべての肺気量を通して、各構造の弾性力を表している。ここで非常に大事なのは、各データを空気の流れがない静的環境で計測しないと弾性力を正確には反映できないという点である。これについてはまた後ほど。

ほら、君は呼吸器系の弾性特性をもうこんなに理解しているじゃないか。前述のバネを使ったモデル同様、呼吸器系を特定の容量で維持するために必要な圧力は、肺と胸壁それぞれの弾性力の和である。安静時、つまり受動的呼気の終末期における肺気量〔機能的残気量(FRC)〕は、肺の内向き弾性と胸壁の外向き弾性がちょうど釣り合った状態なのだ($P_{RS}=0$)。胸壁の外向き弾性は、その平衡状態($P_{CW}=0$)に達するまでは肺の膨張を促すが、それ以上になると、今度は肺と胸壁両方の内向き弾性を上回る外力が必要となる。一方、肺気量がFRCよりも小さいとき、今度は胸壁の外向き弾性を上回る外力が必要となる。

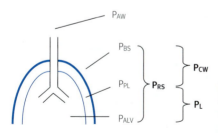

$P_L = P_{ALV} - P_{PL} = P_{AW} - P_{ES}$

$P_{CW} = P_{PL} - P_{BS} = P_{ES}$

$P_{RS} = P_{ALV} - P_{BS} = P_{AW}$

図1.4 肺(P_L)、胸壁(P_{CW})、呼吸器系(P_{RS})それぞれの壁内外圧差を、それぞれの構造の内側の圧力から外側の圧力を引いて算出した。体表における圧力(P_{BS})は、大気圧に等しいためゼロとした。胸腔内圧(P_{PL})は、食道下部の圧(P_{ES})を測定することで推定した。空気の流入がないとき、肺胞内圧(P_{ALV})と気道内圧(P_{AW})は等しい。

● **粘性**

弾性を説明するにはバネが適している。特定の長さを維持するためには相応の力が必要である、ということが理解しやすいからだ。しかし、実際に呼吸をするためには、呼吸器系の弾性を上回るだけでは足りない。気道を介してガスを肺の内外へ出し入れしなくてはならず、そのためには、気体分子が気道の表面を動く際に生じる摩擦力、そして気体分子同士がつくる凝集力を上回る力が必要となる。これらの力を総じて**粘性力**（viscous force）と呼ぶ。つまり、**粘性**（viscosity）に抗するのに必要な圧力が「粘性力」である。

● **圧-流量関係**

粘性は、チューブを介して空気を吸ったり吐いたりする場合をイメージすると理解しやすい（図1.5A）。空気が流れるのは、チューブの両端に圧勾配があるときだけだ。実際にどれだけの圧勾配（ΔP）が必要かは、いくつかの要因が関わっており、以下のように簡略化したPoiseuilleの式で表される[†]。

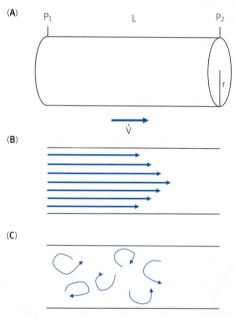

図1.5 （**A**）チューブ両端での圧勾配（P_1-P_2）は、ガスのフロー（$\dot{V}$）およびチューブの半径（r）と長さ（L）から計算される。（**B**）層流の場合、気体は同心型の層として動くため、気道の中心のほうが速度が速い。（**C**）乱流の場合は、より高い圧勾配が必要となる。

[†] これは、気体が規則的に同心型の層として動く層流の場合（図1.5B）に限る。乱流の場合（図1.5C）、ΔPは$\dot{V}^2$に直接比例し、気道内腔の半径の5乗に反比例する。高フロー、高密度のガス、そして気道の分岐が乱流を生じやすくする。

$$\Delta P \alpha \dot{V} L/r^4 \tag{1}$$

ここで，$\dot{V}$はガスの流量（以下，「フロー」），Lはチューブの長さ，rはチューブの半径である。躍起になってこの式を覚える必要はない。信じられないかもしれないが，君はすでにその意味をよく知っているからだ。考えてもみてほしい。この式は，単に空気のフローを上げたり，チューブがとても長かったり細かったりする場合は，相当力を込めて吸ったり吐いたりしなければならない，といっているにすぎない。唯一覚えておいてほしいのは，ΔPを規定するうえで最も大事なのは半径であるという点だ。細いマドラーストローでコーヒーを飲むより，普通のストローで飲んだほうが断然楽だろう。

もちろん，気道はチューブよりもずっと複雑だ。しかし，嬉しいことにガスはまったく同じ法則にもとづいて肺の内外を出入りする。気道の長さは常に一定なので，口腔（P_{AW}）から肺胞（P_{ALV}）までガスを送るのに必要な圧勾配は，ガスのフローと気道内腔の半径のみに依存する。

● コンプライアンスとレジスタンス

換気の力学においてきわめて重要な役割を果たしている弾性と粘性は，ぜひとも測定したい。

弾性は，**コンプライアンス**（C）として表されるのが最も一般的だ。つまり，圧力の変化（ΔP）に応じて容量がどれだけ変化するか（ΔV）という比率である。

$$C = \Delta V/\Delta P \tag{2}$$

コンプライアンスと弾性は逆相関することに気づいただろうか。弾性が高いと，特定の圧力では容量を少ししか増やすことができず，コンプライアンスは低い。逆に，弾性が低いと，同じ圧力でも容量を大きく増やすことができるので，コンプライアンスは高い。

コンプライアンスは圧力と容量の比率であるから，図1.3に示した圧-容量曲線のスロープに等しい。したがって，コンプライアンスは肺気量が1回換気量領域にあるときに最も高く，それ以上でもそれ以下でも低くなることに気づいてほしい。

他方，粘性は**レジスタンス**（R）として数値化され，ガスの特定のフロー（$\dot{V}$）とそれが生じるために必要な圧勾配（ΔP）との比率である。

$$R = \Delta P/\dot{V} \tag{3}$$

レジスタンスが低いと，少ない圧勾配でも高いフローが生じる。逆に，レジスタンスが高いと，大きな圧勾配があっても，あまりフローは生じない。

ここで要注意。上の式(2)と式(3)にあるΔPは決して同じではない。式(2)のようにコンプライアンスを計算するときのΔPは，特定の容量変化をもたらすのに必要な弾性反跳力(P_{ER})である。一方，式(3)のようにレジスタンスを計算するときのΔPは，粘性(P_V)を克服し，フローを生じさせるのに必要な圧勾配である。

呼吸器系のコンプライアンスとレジスタンスを算出する具体的な方法は，第6章で説明する。

外力

呼吸器系の弾性や粘性を克服するために必要な圧力は，通常，横隔膜およびその他の呼吸筋が生成する。これらの筋肉がそれをできないときは人工呼吸器が必要となる。では，これら内力と外力の関係を，正常，つまり自発的な呼吸と，人工呼吸の双方の場合でみていこう。

● 自発呼吸

吸気　図1.6は，P_{PL}，P_{ALV}，フローおよび肺気量が，自発呼吸時にどのように変化するかを表している。通常，P_{PL}は呼気の終わりでは陰性（＜大気圧）である。肺の内向き弾性と胸壁の外向き弾性がそれぞれ臓側胸膜と壁側胸膜を反対方向へ引っ張るため，胸腔がわずかに広がり，胸腔内圧が下がるためである。これは，一定の温度下では気体の容量と圧力の積は一定である，というBoyleの法則にのっとっている。

$$P_1 \times V_1 = P_2 \times V_2 \tag{4}$$

吸気に入り，呼吸筋が胸壁を拡大して肺気量と肺の弾性が増加すると，胸腔はわずかだがさらに広がり，P_{PL}はさらに下がる。P_{PL}は吸気終末では最も低い値（最も陰性）になる。

一方，P_{ALV}と口腔内圧（P_{AW}）は，呼気終末では，呼吸器系全体として平衡状態にあるため，双方ともゼロ（大気圧）である。ここから呼吸筋が胸壁を拡大すると，肺の容量はそれを満たす空気よりも速く拡大するため，P_{ALV}はゼロより下がる（これもBoyleの法則）。P_{AW}はゼロのままなので，P_{AW}と陰性になったP_{ALV}との間には圧勾配が生じ，これが粘性を上回るため，肺へ空気が送り込まれる。図1.6のとおり，フローは圧勾配に直接比例する。空気が肺を満たし始めると，P_{ALV}は次第に上昇し，P_{ALV}がゼロに戻り，フローがなくなると吸気が終わる。

ここでも要注意！　図1.3と図1.6に描かれている圧力の違いを混同しては

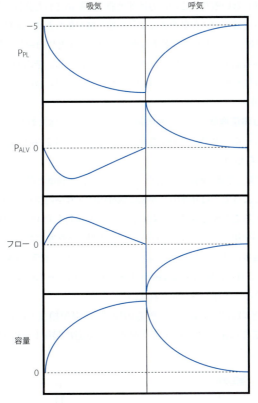

図 1.6 自発呼吸のときの胸腔内圧(P_{PL}),肺胞内圧(P_{ALV}),フロー,そして容量(肺気量)それぞれの変化。自発呼吸では,口腔での圧力(P_{AW})はゼロ(大気圧)にとどまる。

いけない。図1.3では,肺容量が増大するにつれP_{ALV}とP_{PL}は増加し,P_{ALV}は常にP_{AW}と等しかった。しかし図1.6では,肺容量が増大するとP_{ALV}とP_{PL}は低下し,P_{ALV}とP_{AW}が等しいのは吸気のはじめと終わりだけである。こうした違いが生じるのは,測定条件が違うからだ。図1.3の圧–容量曲線は,スパイロメータで被検者に各肺気量にて呼吸筋を休めてもらい,肺から空気が出入りできないようにマウスピースに蓋をした静的状態で測定したことを思い出してほしい。それに対して,図1.6の曲線は,被検者が自発呼吸している動的状態で測定した「リアルタイム」のデータなのである。

呼気 ガスが肺を出て,呼吸器系が元の平衡状態に戻ろうとするときに必要なのは,フローによって生じる粘性を克服するための圧力のみである。呼

気筋が活動しない限り，この圧力は呼吸器系に蓄積された弾性だけから提供される。今度は，ガスが肺を去るよりも速く肺が縮むため，瞬間的にP_{ALV}がP_{AW}を上回る。このような受動的な呼気では，P_{ALV}とフローは指数関数的に低下し，呼吸器系が平衡状態に戻ったときゼロになる。その過程で，肺の容量および弾性も低下し，P_{PL}は少しずつ陰性でなくなり，安静時の値に戻る。

● **人工呼吸**

陰圧および陽圧換気　人工呼吸器は，呼吸器系全体に対して圧勾配（P_{AW}ーーーP_{BS}）をつくることで肺と胸壁を拡大する。これには2つの方法があることが図1.7からわかる。

「陰圧換気」では，胸の外に陰圧をつくることで胸壁と肺を外側へ引っ張る。それによって，自発呼吸と同様に胸腔内圧と肺胞内圧が下がるため，空気が肺に入ることができる。これが，ポリオが流行した1940年代や1950年代に呼吸不全患者の治療に用いられた「鉄の肺」の原理である。今日では陰圧換気は滅多に使われないが，まれにチェスト・キュイラス（胸鎧型人工呼吸器）と呼ばれる，胸郭を覆う硬いプラスチックのドームのような人工呼吸器を見かけることがあるかもしれない。

ほとんどの近代的な人工呼吸器の原理は「陽圧換気」であり，気管内チューブまたは密着させたマスクを通して気道に陽圧（＞大気圧）をかけ

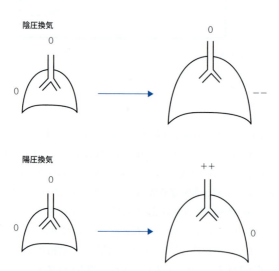

図1.7　人工呼吸の陽圧および陰圧換気。空気のフローは，呼吸器系を介した圧勾配を作り出すことで生じる。陰圧換気では，体表での圧力（P_{BS}）を下げることで圧勾配をつくり，陽圧換気では，人工呼吸器回路の圧力（P_{AW}）を上げることで圧勾配をつくる。

る。自発呼吸や陰圧人工呼吸と異なり，陽圧換気ではP_{ALV}は上昇する。肺が膨張するに従って，胸壁も外側へ押されるため，胸腔は押しつぶされてP_{PL}も上昇する。

● **吸気**

患者の自発努力がない場合，吸気時に人工呼吸器から課せられる圧力（P_{AW}）は，常に粘性力（P_V）と弾性力（P_{ER}）の和に等しい。

$$P_{AW} = P_V + P_{ER} \tag{5}$$

受動的吸気ではP_{ER}とP_{ALV}は等しいため，式(5)は以下のように書き換えることができる。

$$P_{AW} = P_V + P_{ALV} \tag{6}$$

式(2)と(3)から，P_{ER}（およびP_{ALV}）は換気量（ΔV）を呼吸器系のコンプライアンス（C）で割った値に等しく，P_Vはレジスタンス（R）とフロー（$\dot{V}$）の積に等しい。つまり，式(5)と(6)は以下のように書き換えることができる。

$$P_{AW} = (R \times \dot{V}) + (\Delta V / C) \tag{7}$$

この式を呼吸器系の**運動方程式**と呼ぶが，吸気においてP_{AW}は常にレジスタンス，フローおよび換気量に比例し，呼吸器系のコンプライアンスに反比例することを示している。

図1.8は，受動的人工呼吸において，吸気フローを一定に保ったときのP_{AW}，P_{ALV}，P_{PL}，フローおよび容量をそれぞれグラフにしたものである。吸気終末ポーズという，呼気が始まる直前に換気量を一瞬だけ肺内にとどめておく動作も描いてある。フローが一定なので，換気量（ΔV）は一定の速度で増加する。ここで，コンプライアンスとレジスタンスが呼吸を通して変化しないと仮定する。式(5)〜(7)からP_{ALV}（P_{ER}）とP_{AW}は線形に増加し，その差（P_V）は常に一定であるとわかる。さらに，陽圧換気中はP_{PL}は増加し，しばしば陽性になることにも気づいてほしい。

では，吸気終末ポーズによって何が起こるのだろう？ 吸気フローが止まり，換気量が肺内に保留されると，P_{AW}は最高気道内圧，つまりピーク圧（P_{PEAK}）から「プラトー圧（P_{PLAT}）」まで急速に下がる。フローのない状態では粘性が発生しないため，必要なのは，呼吸器系の弾性に拮抗するための圧力（弾性力）のみとなる。つまり，P_{PLAT}は吸気終末のP_{ALV}（およびP_{ER}）であり，P_{PEAK}とP_{PLAT}の差は，粘性力（P_V）を表す。

図1.9は，これらの圧力がレジスタンス，コンプライアンス，換気量，そ

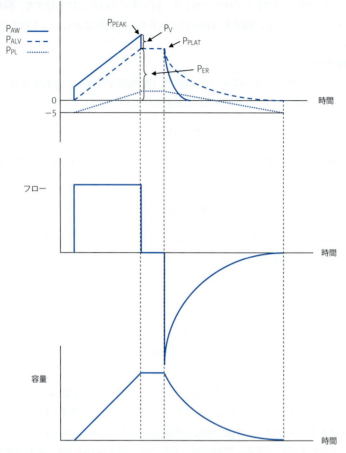

図 1.8 受動的な人工呼吸で，吸気フローが一定であるとき，P_{AW}，P_{ALV}，P_{PL}，フローおよび容量を時間軸に同時に表したもの。

してフローの変化によってどのような影響を受けるかを示している。私がモデル好きなのは，もうよく知っているだろうから，圧曲線を理解してもらうために遠慮なくもう1つモデルを使ってみる。今回は，呼吸器系の弾性特性を象徴する風船と，肺の気道を象徴するストローをつなげたモデルだ（図1.10）。人工呼吸器のように，ストローを用いて風船を膨らませる場合，口からかける圧力（P_M）は，常に風船の弾性を克服するのに必要な圧力（P_{ER}）と，ストロー内の粘性を克服するのに必要な圧力（P_V）の和である。このモデルでは，P_Mは式（5）〜（7）におけるP_{AW}に等しい。

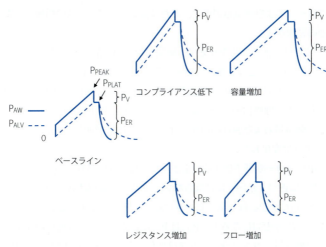

図 1.9 コンプライアンス，レジスタンス，容量，フローの変化がP_{ER}，P_V，P_{PEAK}，P_{PLAT}に与える影響。コンプライアンスの低下および換気量の増加でP_{ER}は増加する。レジスタンスおよびフローの増加でP_Vは増加する。

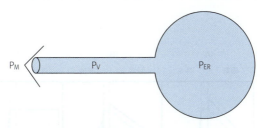

図 1.10 風船とストローを使った呼吸器系のモデル。口元での圧力（P_M）は常に，粘性力（P_V）と弾性力（P_{ER}）の合計を上回る必要がある。

　ストローで風船を膨らませるのをイメージしながら，式（7）を見直してほしい。ストローが細くて長いと（高R），粘性力（P_V）のため一生懸命に吹かないと（高P_M）いけない。風船をものすごい速さで膨らましたい場合（高$\dot{V}$）も同じである。一方，風船を大きく膨らます場合（高ΔV）や，風船が硬い場合（低C）は，弾性力（P_{ER}）のために相当強く吹かないといけない。

　ではいったん，図1.9に戻ろう。ストローと風船を使ったモデルと同様，レジスタンスやフローが増加してもP_{ER}やP_{PLAT}は変わらないが，P_VとP_{PEAK}は増加する。一方，コンプライアンスが低下したり換気量が増加したりすると，P_{PEAK}とともにP_{ER}とP_{PLAT}も増加するが，P_Vは変わらない。レジスタン

ス,フロー,および換気量の低下,またはコンプライアンスの増加は,まったく逆の結果を生む。

図1.11では,他の条件を変えず,吸気フローの「特色」のみを変化させた場合,P_{AW}やP_{ALV}はどう影響を受けるかを示している。レジスタンスは変わらないので,P_Vはフローのみに依存する〔式(5)〜(7)参照〕。図1.8と図1.9のとおり,人工呼吸器のフローが一定である限り(図1.11A),P_{AW}とP_{ALV}は双方とも肺気量および弾性の増加に従って線形的に増加し,P_{AW}とP_{ALV}の差(つまりP_V)は変化しない。

吸気中にフローが低下はするが止まらない場合(図1.11B),P_Vも低下し,P_{ALV}はP_{AW}に近づくが同じにはならない。フローが最初は高いが急に止まる場合(図1.11C),P_{AW}は一気にピークに達してそのまま維持される。フローが低下し,P_Vがゼロになると,P_{ALV}はP_{AW}に達するまで曲線的に増加する。ここでは換気量とコンプライアンスは変化しないため,図1.11のA,B,CすべてにおいてP_{PLAT}は同じであるが,P_{PEAK}は次第に低下していることに気づいただろうか? フローとP_Vが低下したため,必要な圧力が少なくなったのだ。また,吸気終末でフローが止まると,P_{PEAK}とP_{PLAT}は等しくなる。

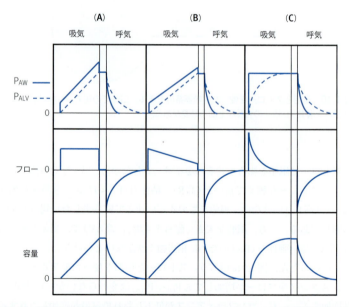

図1.11 陽圧人工呼吸を3種類のフロー設定で行ったときの,人工呼吸器回路内の圧力(P_{AW}),肺胞内の圧力(P_{ALV}),フロー,および容量(換気量)の関係。

● 呼気

自発呼吸と同じように、人工呼吸器の呼気も通常は受動的で、呼吸系に蓄積された弾性によってフローが生じる。図1.8に示したように、フローが止まり、P_{ALV}とP_{PL}がベースラインに戻れるのは、全換気量が呼出され、呼吸器系が平衡状態に戻ったときのみである。ちなみに、P_{AW}はP_{ALV}よりもだいぶ早くゼロに戻ることに注目してもらいたい。この重要性については第6章で説明する。

● 呼気終末陽圧（PEEP）

図1.8、1.9、1.11では、P_{AW}とP_{ALV}は呼気中にゼロ（大気圧）に戻る。しかし人工呼吸器では、呼気を通して陽圧（＞大気圧）を維持することができる。これを呼気終末陽圧（positive end-expiratory pressure：PEEP）という。

図1.12からもわかるとおり、PEEPはベースの圧を上げるため、人工呼吸のサイクルを通してP_{AW}、P_{ALV}およびP_{PL}は増加する。呼気終末における

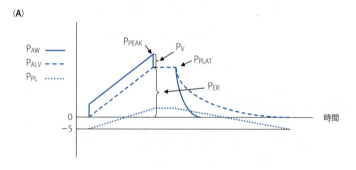

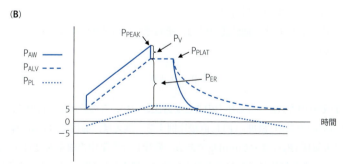

図 1.12 受動的人工呼吸で、吸気フローが一定であるとき、(**A**) PEEP 5 cmH₂O をかける前と、(**B**) かけた後での P_{AW}、P_{ALV}、P_{PL}、フローおよび容量を時間軸に同時に表したもの。

P_{ALV}を増加させることで、PEEPは呼吸器系の新しい平衡状態をつくるため、呼気終末肺気量は増加する。PEEPは無気肺（虚脱した肺胞）を開放する、つまり「リクルート」するのに有用だが、これについては後でも頻繁に触れる。

通常、PEEPは意図的にかけるものだが、人工換気による予期せぬ副作用として発生してしまうこともある。呼気時のP_{ALV}は、呼吸器系が元の平衡状態に戻り、フローがなくなるまでは常に陽圧であることを覚えているだろうか。もし呼気時間が不十分だと、P_{ALV}がいまだ陽圧であるのにもかかわらず、人工呼吸器が次の呼吸を送ってしまう。こうして発生するPEEPは内因性PEEP（$PEEP_I$）といい、意図的に負荷された「外因性」PEEP（$PEEP_E$）と区別する。この大事な概念については第7章で徹底的に扱う。ちなみに、内因性PEEPと外因性PEEPの和を総PEEP（$PEEP_T$）と呼ぶ。

P_{ER}は換気量によって生じる呼吸器系の弾性力であるが、PEEPを加えると、P_{ALV}とP_{PLAT}はP_{ER}と同じではなくなってしまうことが図1.12からわかる。P_{ALV}とP_{PLAT}は、P_{ER}と$PEEP_T$の和、すなわち呼吸器系の**総弾性力**と等しくなる。このため、式(7)には重要な修正が必要となる。

$$P_{AW} = (R \times \dot{V}) + (\Delta V/C) + PEEP_T \tag{8}$$

この式はこの本で何度も登場する大事な式だ。

換気とPa_{CO_2}の管理

ここまでは、換気がどうやって起こるのかを学んできたが、今度は換気が何をするのかについて学ぼう。換気は、肺からのCO_2排泄をコントロールすることで動脈血のCO_2分圧（Pa_{CO_2}）を管理している。話を先に進める前に、まずガス分圧について復習しよう。

「混合ガス」による**総分圧**（P_T）は、それぞれのガスがつくる圧力の合計に等しい。

$$P_T = P_1 + P_2 + P_3 \cdots \cdots \tag{9}$$

それぞれのガスがつくる圧力のことを**分圧**といい、この分圧は混合ガスにおけるそのガスの「濃度」（F）に直接比例する。例えば、海抜での大気の総分圧〔大気圧（P_B）〕は760 mmHgである。乾燥した空気中の酸素濃度（F_{O_2}）は0.21（つまり気体分子の21％がO_2）なので、酸素分圧（P_{O_2}）は以下のように計算される。

$$P_{O_2} = P_B \times F_{O_2} \tag{10}$$

$$P_{O_2} = 760 \times 0.21 = 160\,mmHg$$

同じように,窒素の分圧（P_{N_2}）は，$760 \times 0.79 = 600\,mmHg$ である。

ガス分圧が非常に重要なのは，O_2 や CO_2 の分子が肺胞気から肺毛細血管へ，そして体中の毛細血管から各組織へ，分圧勾配によって拡散するからである。つまり，ガス分子は分圧の高い領域から低い領域へ拡散するのだが，その拡散は各領域の分圧が等しくなるまで続く。ガス分圧については，本章後半でさらに詳しく述べる。

では，換気と Pa_{CO_2} の関係に話を戻そう。二酸化炭素は正常な細胞代謝の副産物であり，各組織から毛細血管，そして肺毛細血管から肺胞気へと恒常的に拡散している。肺胞の平均 P_{CO_2}（PA_{CO_2}）および Pa_{CO_2} は，二酸化炭素の産生量（$\dot{V}p_{CO_2}$）とその排出量（$\dot{V}E_{CO_2}$）のバランスによって決まる。

$$PA_{CO_2} = Pa_{CO_2} \alpha \dot{V}p_{CO_2} / \dot{V}E_{CO_2} \tag{11}$$

例えば，CO_2 が排泄されるよりも速く生成されたら Pa_{CO_2} は増加する。逆に，CO_2 が生成されるよりも速く排泄されたら Pa_{CO_2} は低下する。

肺から CO_2 が排泄される速度は，十分に灌流されている肺胞の内外を移動する空気の量に比例する。これを，**肺胞換気量**（$\dot{V}_A$）と呼ぶ。

$$\dot{V}E_{CO_2} \alpha \dot{V}_A \tag{12}$$

肺胞換気量は，**総（分時）換気量**（$\dot{V}_E$）と**死腔換気量**（$\dot{V}_D$）の差である。

$$\dot{V}_A = \dot{V}_E - \dot{V}_D \tag{13}$$

$\dot{V}_E$ は単に換気量と呼吸数の積であり，$\dot{V}_D$ は分時換気量の中で，肺の死腔を満たすために CO_2 排泄に与れない部分である。総死腔，すなわち**生理学的死腔**は，解剖学的死腔と肺胞死腔の2つに分けられる。**解剖学的死腔**とは，伝導気管支（つまり上気道と終末細気管支までの下気道）に存在するガスのことである。このガスは肺胞まで到達できないため，CO_2 排泄に関与しない。一方，**肺胞死腔**とは，血流がない，または不十分な肺胞に届くガスのことである（次節で説明する）。

これでようやく換気と Pa_{CO_2} の関係を式に表せる。まず，式（11）と式（12）を統合する。

$$P_{aCO_2} \alpha \dot{V}_{PCO_2}/\dot{V}_A \tag{14}$$

そして,式(13)によって,この式はさらに以下のように書き換えることができる。

$$P_{aCO_2} \alpha \dot{V}_{PCO_2}/(\dot{V}_E - \dot{V}_D) \tag{15}$$

式(15)は非常に大事なことをいくつか示唆している。まず,P_{aCO_2}の増加(高二酸化炭素血症)は,$\dot{V}_E$低下,CO_2産生量増加,または$\dot{V}_D$増加のいずれによっても起こりうる。次に,もしCO_2産生量と$\dot{V}_D$が一定であるなら,P_{aCO_2}は$\dot{V}_E$に反比例する。したがって,例えば$\dot{V}_E$が半減するとP_{aCO_2}は2倍になる。最後に,P_{aCO_2}を一定に保つためには,$\dot{V}_{PCO_2}$もしくは$\dot{V}_D$の増加は,常に$\dot{V}_E$の増加を伴わないとならない。

このテーマを終わる前に,もう1つ大事なコンセプトを紹介する。それは,死腔量と換気量の比(V_D/V_T)である。V_Dは,解剖学的死腔または肺胞死腔を満たすためにCO_2排泄に与れないガスの量である。V_D/V_Tが増加していくに伴って,呼吸によるCO_2排泄の効率は次第に悪化する。これは,P_{aCO_2}を一定に保つためには$\dot{V}_E$が増加しなくてはならないことを意味する。逆に,V_D/V_Tが低下すると,呼吸によるCO_2排泄の効率は次第によくなり,必要$\dot{V}_E$は低下する。このコンセプトは,式(15)を修正して以下のように表される。

$$P_{aCO_2} \alpha \dot{V}_{PCO_2}/\dot{V}_E \times (1 - V_D/V_T) \tag{16}$$

確かにV_D/V_Tは生理学的死腔の量に直接依存するが,臨床的に重要なP_{aCO_2}の変化はほとんどが換気量の変化による。つまり,V_Tが小さいと,P_{aCO_2}を一定に維持するのに必要な$\dot{V}_E$は増加する必要があるが,逆にV_Tが大きいと,必要な$\dot{V}_E$は減少する。

酸素化

本章の冒頭で定義したとおり,呼吸器系が動脈血の酸素分圧(P_{aO_2})を理想の状態に維持するための複数のプロセスを,総じて**酸素化**と呼ぶ。ここまで,換気と酸素化を分けて考えてきたが,実際にはこの2つのプロセスは密接した関係にある。事実,換気は酸素化のために必要不可欠である。換気によってO_2は肺胞に送られ,肺胞気から肺毛細血管へと拡散するからだ。逆に,酸素化の異常は主にP_{aO_2}を下げるが,P_{aCO_2}を上げることもあり,その

場合には換気を増やす必要がある。

正常な酸素化の要素は以下の3つである。
- 酸素の運搬
- 換気と血流のマッチング
- 気体の拡散

酸素の搬送

肺胞までO_2分子を届けるのは換気の役割で，これはO_2を体外から動脈血まで運搬するための最初のステップでもある。先述のとおり，海抜での乾燥した空気のP_{O_2}は160 mmHgである。ガスが気道に入ると，加温および加湿されるため，水蒸気の分圧（P_{H_2O}）だけ「吸気」P_{O_2}（P_{IO_2}）は減少する。

$$P_{IO_2} = (P_B - P_{H_2O}) \times F_{IO_2} \tag{17}$$

$$P_{IO_2} = (760 - 47) \times 0.21 = 150 \, \text{mmHg}$$

ここで，F_{IO_2}は「吸気の」酸素濃度である。

ガスが肺胞に到達すると，肺-毛細血管関門でO_2分子とCO_2分子が交換されるため，P_{O_2}はさらに低下する。すべての肺胞の平均P_{O_2}（P_{AO_2}）を測定することは不可能だが，**肺胞気式**を用いて推測できる。

$$P_{AO_2} = (P_B - P_{H_2O}) \times F_{IO_2} - (P_{ACO_2}/R) \tag{18}$$

この式では，P_{ACO_2}は肺胞における平均P_{CO_2}であり，P_{aCO_2}に等しいと仮定する。また，Rは肺胞気に入るCO_2分子と，そこを出るO_2分子の割合である。これは，体が産生するCO_2と消費するO_2の割合（$\dot{V}_{CO_2}/\dot{V}_{O_2}$）に等しく，0.8と仮定される。したがって，$P_{aCO_2}$が40 mmHgであるとすると，以下のようになる。

$$P_{AO_2} = (760 - 47) \times 0.21 - (40/0.8) = 100 \, \text{mmHg}$$

見てのとおり，P_{AO_2}はP_{ACO_2}（そしてP_{aCO_2}）に反比例する。また，P_{AO_2}は，標高が高くなると下がるが（低P_B），その一方でF_{IO_2}に比例する。

ちなみに，P_{AO_2}は，特定のP_B，F_{IO_2}，P_{aCO_2}における可能最大限のP_{aO_2}であると考えてよい。なぜなら，肺胞気式は理想的な肺のP_{AO_2}およびP_{aO_2}を表しているからだ。つまり，すべての肺胞において換気と血流が完璧にマッチしているときの値なのである。ところが，実際には完璧な肺など存在せず，したがって式で算出されたP_{AO_2}と，実際に測定されたP_{aO_2}の間には常

に較差がある〔肺胞-動脈血酸素分圧較差（A-a較差）〕。

換気-血流マッチ

正常で健康な肺であっても，各肺胞を出入りするガスの流量〔換気量（V）〕と血液の流量〔血流量（Q）〕は均等ではない。一部の肺胞では，換気量のほうが血流量よりも多く（V/Q>1），また一部の肺胞では，血流量のほうが換気量を上回る（V/Q<1）。つまり，V/Q比には通常ある程度の幅がある。

換気と血流のマッチ，いや，むしろ「ミスマッチ」は2つの理由でたいへん重要である。第1の理由は，V/Q比が各肺胞内におけるP_{O_2}とP_{CO_2}を決定するからである。図1.13を見れば一目瞭然である。換気によって肺胞気へO_2が運ばれ，CO_2が除去される一方，血流によってCO_2が運ばれ，O_2が除去される。そのため，換気量が落ちてV/Q比が低下すると，O_2は運ばれるよりも早く除去されてしまい，CO_2は除去されるよりも早く運び込まれる。結果としてP_{AO_2}は低下し，P_{ACO_2}は増加する。V/Q比が高くなると，今度は逆のことが起こる。ところで，先ほどまでの説明ではP_{AO_2}とP_{ACO_2}は肺全体の平均値であったが，ここでのP_{AO_2}とP_{ACO_2}は各肺胞1つ1つにおける分圧である点に注意してほしい。

図1.14では，V/Q比とP_{AO_2}，そしてP_{ACO_2}との関係を描いている。ご覧

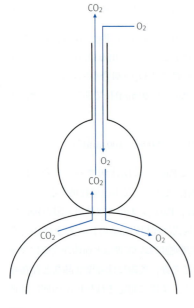

図1.13 換気は酸素を運び込み，二酸化炭素を除去する。血流は二酸化炭素を運び込み，酸素を除去する。各肺胞内のP_{O_2}およびP_{CO_2}は，換気と血流の比によって決定する。

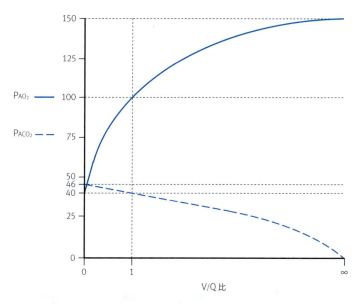

図 1.14 V/Q比と肺胞分圧との関係。V/Q=1のとき，P_{AO_2}=100 mmHg，P_{ACO_2}=40 mmHgとなる。そこからV/Q比が下がると，P_{AO_2}は低下し，P_{ACO_2}は増加する。V/Q=0のとき，P_{AO_2}とP_{ACO_2}は混合静脈血のそれと同じである。一方，V/Q比が1よりも上がると，P_{AO_2}は増加し，P_{ACO_2}は低下する。V/Q=∞では，P_{AO_2}とP_{ACO_2}は伝導気道のそれと同じになる。

のとおり，換気と血流のミスマッチが大きいほど，P_{AO_2}とP_{ACO_2}は異常となる。肺胞での換気がゼロになると（V/Q=0），肺胞におけるP_{O_2}とP_{CO_2}は混合静脈血のそれと同じになる。一方，血流がゼロになると（Q=0，V/Q=∞），P_{AO_2}とP_{ACO_2}は伝導気道のそれと同じになる。

換気と血流が非常に大事である第2の理由は，それが正常のP_{aO_2}（およびP_{aCO_2}）を維持しようとする呼吸器系の能力に作用するからである。図1.15と1.16に描いた肺の2コンパートメント・モデルを理解するのが一番早い。各コンパートメントを肺胞1つ，またはいくつもの肺胞からなる肺の一領域ととらえても悪くないが，ここでは便宜上，それぞれを左右の肺としよう（肺のX線を見ていると思ってほしい）。両方の肺を離れた血流を肺静脈とする。それらが集まって動脈となる。

図1.15では，両方の肺が同じ量の換気と血流を受けるので，それぞれのV/Q比は等しい（この場合，V/Q=1）。この条件下では，双方の肺の肺胞および静脈におけるP_{O_2}は等しく，動脈血のP_{O_2}および酸素飽和度（S_{O_2}）も双

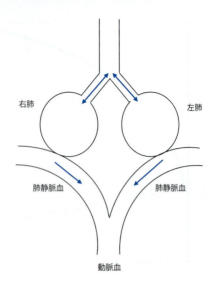

	右肺	左肺	右+左
換気(L/分)	4.0	4.0	8.0
血流(L/分)	4.0	4.0	8.0
V/Q比	1.0	1.0	
P_{AO_2}(mmHg)	100	100	100
P_{ACO_2}(mmHg)	40	40	40
P_{VO_2}(mmHg)	100	100	
P_{VCO_2}(mmHg)	40	40	
S_{VO_2}(%)	98	98	
C_{VO_2}(mL/dL)	18.4	18.4	
C_{aO_2}(mL/dL)			18.4
S_{aO_2}(%)			98
P_{aO_2}(mmHg)			100
P_{aCO_2}(mmHg)			40
A-a較差			0

図1.15 肺の2コンパートメント・モデル。各肺のV/Q比が等しいため,動脈血のP_{O_2}およびP_{CO_2}は,それぞれの肺を出る静脈のそれと等しく,A-a較差はゼロである。Pv:肺静脈血の分圧,S_{VO_2}:肺静脈血の酸素飽和度,S_{aO_2}:動脈血の酸素飽和度,C_{VO_2}:肺静脈血の酸素含量,C_{aO_2}:動脈血の酸素含量

方の肺から出てくる肺静脈のそれと等しい。これらの肺は「完璧」であるため(それぞれのV/Q比が等しい),平均肺胞P_{O_2}(P_{AO_2})とP_{aO_2}は等しく,A-a較差はゼロである。

図1.16では,全体の換気量および血流量は変化していないが,左肺は気道が狭窄しているため,そのV/Q比が変化している。その結果,右肺では

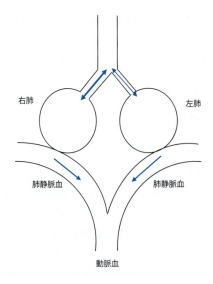

	右肺	左肺	右+左
換気(L/分)	6.0	2.0	8.0
血流(L/分)	4.0	4.0	8.0
V/Q 比	1.5	0.5	
P_{AO_2}(mmHg)	120	50	102.5
P_{ACO_2}(mmHg)	36	44	38
P_{VO_2}(mmHg)	120	50	
P_{VCO_2}(mmHg)	36	44	
S_{VO_2}(%)	100	80	
C_{VO_2}(mL/dL)	18.8	15.0	
C_{aO_2}(mL/dL)			16.9
S_{aO_2}(%)			90
P_{aO_2}(mmHg)			60
P_{aCO_2}(mmHg)			41
A-a 較差			42.5

図 1.16 肺の2コンパートメント・モデル。換気は,左肺から右肺へシフトしたため,各肺においてV/Q比が変わった。図1.15と比較すると,P_{aO_2}は下がり,P_{aCO_2}とA-a較差は上がった。P_{AO_2}とP_{ACO_2}の合成値は,各値の加重平均である。

換気量が血流量を上回り(V/Q=1.5),左肺では血流量が換気量を上回る(V/Q=0.5)。想像どおり図1.15と比較すると,右肺のV/Q比の上昇は,肺胞および肺静脈血のP_{O_2}の増加と,肺胞および肺静脈血のP_{CO_2}の低下をもたらした。一方,左肺ではまったく逆の影響が出た。

ここからが実に面白い。上の左右両肺からの肺静脈血を混合すると,今度

は動脈血のP_{O_2}はなんと，図1.15の場合の100 mmHgから60 mmHgまで低下し，A-a較差は0から42.5まで増えてしまう。一体これはどういうことなのだろう？ その答えを理解する前に，まず混合血のP_{O_2}は，平均P_{O_2}ではなく平均「酸素含量」によって決まるという点を知っておこう。

血中の酸素含量は，ヘモグロビン濃度（Hb）と酸素飽和度（S_{O_2}）によって決定され，血液1 dLあたりの酸素の量（mL/dL）として表される。

$$O_2含量 = 1.34 \times Hb \times S_{O_2}/100 \tag{19}$$

この式で，1.34とは完全に飽和したヘモグロビン1gが抱える酸素の量（mL/g）で，ヘモグロビンは血液1 dLあたりの重量（g/dL）で表される。

図1.16にある2つの肺からくる血流の酸素含量を平均し，式（19）によってS_{O_2}を算出すると，動脈血の酸素飽和度は90％であることがわかる。正常のヘモグロビン酸素解離曲線によると，この値はPa_{O_2} 60 mmHgに当たる。両肺からくるヘモグロビンの量は同じなので，式を省略し，肺静脈の酸素含量ではなく，酸素飽和度をそのまま平均してしまってよい。

それはいい。でも，なぜV/QミスマッチがこんなにPa_{O_2}を下げてしまったのか？ その理由は，ヘモグロビンの酸素解離曲線が直線ではないからだ。図1.17を見てほしい。もしここでP_{O_2} 80 mmHg，S_{O_2} 95％の2種類の血液を混ぜても，混合血のP_{O_2}とS_{O_2}は変わらない。しかし，片方の血液のP_{O_2}を下げ，その分だけもう片方のP_{O_2}を上げたらどうなるだろうか？ ご覧のとおり，ヘモグロビンの酸素飽和度（および酸素含量）は，P_{O_2}の低下による影響のほうを，同じだけの増加による影響よりもはるかに強く受ける。そのため，これらの血液を混合すると，平均S_{O_2}は84％，対応するP_{O_2}は55 mmHgとなる。V/Q比の高い肺胞からの血液が，V/Q比の低い肺胞によるS_{O_2}およびP_{O_2}の低下を補うことは絶対にできない。図1.17はこの大事な概念を証明している。

図1.18は，片方の肺がまったく換気を受けない場合（V/Q=0）を示している。O_2とCO_2の交換がまったく行われないため，左肺は事実上，右-左シャントとなり，混合静脈血はそのまま動脈血流に流入する。そのため，最終的なPa_{O_2}は，右肺のP_{O_2}が上昇しているのにもかかわらず著しく低下する。

では，図1.16と1.18のPa_{CO_2}はどうだろう？ Pa_{O_2}と同様，Pa_{CO_2}も両肺からくる静脈の平均「二酸化炭素含量」によって決まる。しかし，Pa_{CO_2}は肺静脈血の平均P_{CO_2}にきわめて近いことに気づいただろうか。これは，二酸化炭素含量とP_{CO_2}との関係がほぼ直線状であることによる。つまり，V/Q

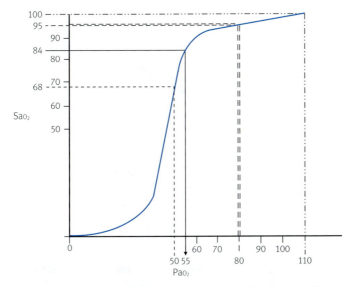

図1.17 ヘモグロビンの酸素解離曲線。$Po_2=80\,mmHg$で$So_2=95\%$の2種類の血液（===）を混ぜても、混合血のPo_2とSo_2は変化しない。ところが、片方の血液のPo_2を30mmHg下げ（----）、もう片方の血液のPo_2を30mmHg上げ（-··-）、両方の血液を混ぜると（———）、混合血の平均So_2は84%にしかならず、Po_2で55mmHgに相当する。

比の高い肺胞は、V/Q比の低い肺胞由来の、二酸化炭素含量の高い血液をほぼ補うことができる。

結局、V/Q比の低い肺胞はPao_2を低下させ、A-a較差を広げ、$Paco_2$を増加させる。では、V/Q比の高い肺胞はどうだろう？ これらの肺胞も「肺胞死腔」をつくるため、実はガス交換の障害となりうる。図1.19はその極端な例で、左肺は換気を受けるが血流をまったく受けない（V/Q=∞）。明らかに、この肺胞に出入りする空気はCO_2の排泄にまったく関われないため、機能的には解剖学的死腔を出入りする空気と変わらない。

若干わかりにくいかもしれないが、肺胞が換気量に対して十分な血流量を得ることができないと（つまりV/Q>1のとき）、同じように肺胞死腔が生じる。これらの肺胞は、死腔というよりも、「無駄な換気」と考えたほうがわかりやすいかもしれない。例えば、肺胞が血流量の10倍の換気量を受けるとすると（V/Q=10）、CO_2を排泄するためには換気の10%だけで足りるため、残りの90%は無駄である。同じように考えると、図1.16と1.18の右肺でも過剰の肺胞死腔が生じている。

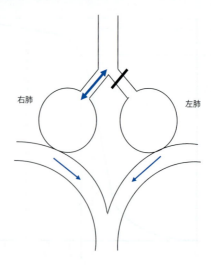

	右肺	左肺	右+左
換気(L/分)	8.0	0	8.0
血流(L/分)	4.0	4.0	8.0
V/Q比	2.0	0	
P_{AO_2}(mmHg)	125	40	
P_{ACO_2}(mmHg)	34	46	
P_{VO_2}(mmHg)	125	40	
P_{VCO_2}(mmHg)	34	46	
S_{VO_2}(%)	100	60	
C_{VO_2}(mL/dL)	18.8	11.2	
C_{aO_2}(mL/dL)			15.0
S_{aO_2}(%)			80
P_{aO_2}(mmHg)			48
P_{aCO_2}(mmHg)			42

図 1.18 肺の2コンパートメント・モデル。左肺は換気をまったく受けず，流れる血液に変化はない。そのため，右-左の肺内シャントが生じる。

では，V/Q比の高い肺胞は臨床的にどのような影響を与えるのか？ 式(14)と(15)から，P_{aCO_2}は$\dot{V}_A$（つまり$\dot{V}_E$と$\dot{V}_D$の差）に反比例するということを覚えているだろうか？ V/Q比の高い肺胞は肺胞死腔を作り出すことで，$\dot{V}_D$を増加させ，$\dot{V}_A$を減少させるため，結果としてP_{aCO_2}が増加する。ただし式(15)から，$\dot{V}_E$を増やせば，$\dot{V}_D$の増加にもかかわらず$\dot{V}_A$が保たれるため，P_{aCO_2}も正常に保たれる。

ここまでくると，あたかもV/Q比は高くても低くてもP_{aCO_2}を増加させる方向に働くようにみえる。でも，もう少しよく見てみよう。高いV/Q比

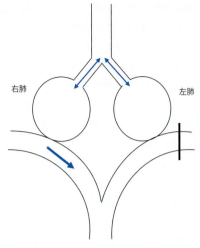

図 1.19 肺の2コンパートメント・モデル。左肺は血流をまったく受けず、肺胞換気によって二酸化炭素を取り除くことができない。そのため、肺胞死腔、すなわち「無駄な換気」が生じる。

は、$\dot{V}_D$を増加させることでCO_2の排泄を障害する、という理屈は理解しやすい。しかし、実際にはそうではない。もう一度、2コンパートメント・モデルを見てほしい。V/Q比の高い肺胞は、確かに肺胞死腔と$\dot{V}_D$を増やすが、CO_2の排泄を減らしPa_{CO_2}の上昇を招いている原因は、実はV/Q比の低い肺胞のほうなのである。実際、図1.16と1.18に示したとおり、V/Q比の高い肺胞からくる血液のP_{CO_2}は低く、まったく血流のない肺胞（図1.19）は全身循環にはまったく関与しない。

現実には、V/Q比の低い肺胞によってPa_{CO_2}が上昇すると、脳幹にある化学受容体がいち早く認知し、呼吸量と$\dot{V}_E$を増加させる。この$\dot{V}_E$の増加が$\dot{V}_D$の増加を補うため、式(15)のとおり、Pa_{CO_2}は上昇しない。ただ、この機序はV/Q比の低い肺胞によるCO_2排泄障害によって惹起されるものであり、肺胞死腔の増加にはまったく関係ない。しかも、V/Q比を上げることでCO_2排泄を促し、Pa_{CO_2}を正常に戻すのは、主にV/Q比の低い肺胞への換気の増加である。

確かに、私たちの2コンパートメント・モデルは恐ろしく単純だ。実際には、何億ものコンパートメント（肺胞）が存在し、それぞれがそのV/Q比によって特定の酸素および二酸化炭素含量をもつ血流を提供している。それでも、最終的な結果は同じである。V/Q比の高い肺胞は、肺胞死腔と$\dot{V}_D$を増

加させ，V/Q比の低い肺胞はPaO₂を低下させ，A-a較差を広げ，CO_2排泄を障害し，その結果$\dot{V}_E$の代償的な増加を促す。

健康な肺では，換気と血流の軽度のミスマッチ（および軽度の生理学的右-左シャント）が正常範囲のA-a較差を生じ，$\dot{V}_E$の軽度上昇をもたらす。先のモデルからも明らかなように，肺疾患は気道，実質，肺循環のどれを侵そうと，V/Q比を異常に低くも高くもする。換気と血流のミスマッチが大きいほど，そして影響を受けている肺胞が多いほど，P_{AO_2}は低下し，A-a較差は広がり，P_{aCO_2}を正常値として維持するために必要な$\dot{V}_E$は増加する。

気体の拡散

酸素化の最後の要素は，O_2分子の肺胞気から肺毛細血管への移動，すなわち「拡散」である。この長い旅の中で，O_2分子は肺胞上皮から入り，毛細血管上皮を通過し，基底膜および血漿（酸素分子の一部のみが溶解する）を経てはじめて赤血球に到達し，ヘモグロビンと結合できるのである。当然，CO_2分子はこれとは間逆の方向に動く。

ガス分子が肺胞-毛細血管関門を通過する速度（$\dot{V}$）は，Fickの法則を修正した以下の式で表せる。

$$\dot{V} \alpha A \times (P_1 - P_2)/D \qquad (20)$$

ここで，Aは肺においてガスと血液が接する全エリア，(P_1-P_2)は肺胞および血中におけるガス分圧の差，そしてDは分子が移動しなくてはならない距離を意味する。

O_2は，P_{AO_2}がおよそ100 mmHgある肺胞からP_{O_2} 40 mmHg程度の混合静脈血へ移動する。一方，CO_2は，混合静脈血のP_{CO_2} 46 mmHgからP_{ACO_2} 40 mmHg程度の肺胞まで移動する。ただし，実際の肺胞気のP_{O_2}とP_{CO_2}は，V/Q比にも依存することを思い出してほしい。

肺におけるガスと血液の接点は巨大で，およそ100 m²あるが，肺胞と毛細血管を隔てる膜は非常に薄く，わずか0.2～0.5 μmしかない。したがって，肺胞と肺毛細血管との間で，O_2とCO_2が通常は一瞬にして平衡状態に達する，ということは容易に想像できる。血液は，各肺胞の毛細血管で約0.75秒しか過ごさないといわれる。しかし，図1.20Aからもわかるとおり，肺胞と毛細血管との間でP_{O_2}およびP_{CO_2}が平衡状態に達するまではその1/3の時間もかからない。たとえ運動時に心拍出量が上がり，血液の停滞時間がさらに短くなったとしても，平衡状態に達するのには十分な時間である。ところが，肺胞と毛細血管の接触面積を減らすような疾患や，肺胞と毛

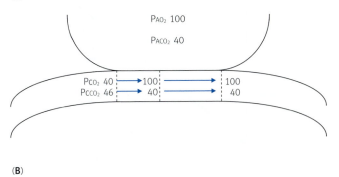

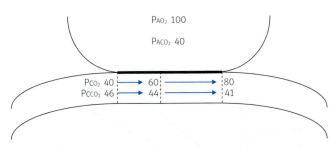

図1.20 (**A**) 肺胞へ流入する毛細血管の酸素および二酸化炭素分圧 (それぞれ P_{CO_2}, P_{CCO_2}) は通常, 肺胞気の分圧 (P_{AO_2}, P_{ACO_2}) と, 血流滞在時間の1/3の時間で平衡に達する。(**B**) しかし, 肺胞-毛細血管関門の面積の減少または拡散距離の増加(太線の部分)が起こると, 平衡に達するまでの時間が足りなくなる。

細血管の距離を伸ばすような疾患は, 拡散の速度を遅らせる。こういった拡散障害が重い場合(図1.20B), 平衡状態に達するだけの時間がなくなり, 肺胞と毛細血管との間で P_{O_2} および P_{CO_2} の較差が生じる。図1.20を見てのとおり, 元々の分圧較差が圧倒的に大きいため, Pa_{O_2} のほうが Pa_{CO_2} よりも大きく影響を受ける。拡散障害が Pa_{CO_2} の上昇を招くほど大きくなると, 今度は $\dot{V}_E$ を代償的に増やさないと Pa_{CO_2} は正常に戻らない。

Pa_{O_2} と F_{IO_2} の関係

F_{IO_2} の変化が Pa_{O_2} に与える影響は, 元々存在する酸素化障害の種類や程度に依存する。図1.21Aのとおり, V/Qミスマッチによって F_{IO_2} と Pa_{O_2} との関係は曲線的になるが, ミスマッチの程度によって曲線の弯曲度が変わる。ただし, 重症のV/Qミスマッチがあっても, F_{IO_2} を中等度から高度に上げ

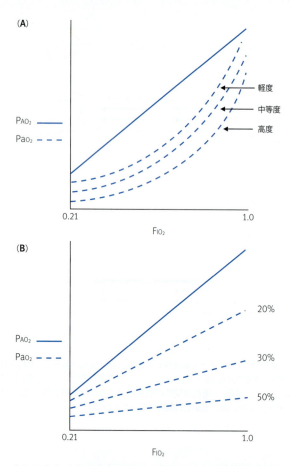

図 1.21 （**A**）V/Q ミスマッチが次第に悪化すると，F_{IO_2}-Pa_{O_2} 関係は次第に弯曲化する。（**B**）一方，シャント率が次第に増加すると，F_{IO_2} の増加による Pa_{O_2} の増加は次第に少なくなる。

ることで Pa_{O_2} は著明に上昇することを覚えておこう。これは，たとえV/Q比がきわめて低い肺胞であっても，少しでも換気が保たれていればいずれは肺胞が酸素で満たされ，その肺胞を離れる血液の P_{O_2} および S_{O_2} は高くなるからである。

では，肺内にシャントがある場合はどうだろうか。この場合，一部の肺胞ではまったく換気がない。したがって，F_{IO_2} をいくら上げてもシャントされた血液はまったく影響を受けず，換気されている肺胞を流れる血液も，その

酸素飽和度はある程度以上はもう上がらない。このため，シャントがある場合のF_{IO_2}とPa_{O_2}との関係は直線的で（図1.21B），シャント率（心拍出量のうち，換気されない肺胞を通過する割合）が上がるほど直線は平らに近づく。

　おめでとう！ 私の呼吸生理講座をみごとに乗り切ったじゃないか。思ったほど悪くなかっただろう。確かに，シナモン・ドルチェ・ラテ（しかも低脂肪牛乳）のLサイズを何杯も余計に飲む羽目になったかもしれない。しかし，ここで得た知識は，この後続く章に出てくるいくつものコンセプトを理解するのにたいへん役立つ。実際，私はこの本を通して，本章で説明したことについてしばしば触れるので，必要に応じて適宜この章を読み直すとよいかもしれない。ラテをもう一杯飲めるぞ！

呼吸不全と人工呼吸の適応

Chapter 2

John W. Kreit

第1章では，呼吸器系がどのようにして正常な動脈血酸素分圧（Pa_{O_2}）や動脈血二酸化炭素分圧（Pa_{CO_2}）を維持するかを学んだ。疾患過程がこの重要な機能を著しく妨害し，低酸素血症（Pa_{O_2}の低下），高二酸化炭素血症（Pa_{CO_2}の上昇），またはその両方を引き起こしたときに**呼吸不全**となる。通常，呼吸不全は基礎となる病態生理にもとづいて，3つのカテゴリーに分類される。

- 換気不全
- 酸素化不全
- 酸素化-換気不全

ガス交換障害の重症度によっては，Pa_{CO_2}，Pa_{O_2}，あるいはその両方を正常な状態に戻すために，人工呼吸によって呼吸器系をサポートすることが必要となる場合がある。

第1章で述べたように，人工呼吸器は，気道に陽圧（＞大気圧）を送ることで肺を拡張させる。この陽圧は，次のいずれかの方法で供給できる。最も頻繁に適用されるのは，気管内チューブを口から気管に挿入する方法（いわゆる経喉頭挿管）だ。気管内チューブの遠位端近くでバルーンまたはカフを膨らませることで気管を塞ぎ，近位端に人工呼吸器を接続する。この方法は，しばしば侵襲的換気と呼ばれる。一方，非侵襲的換気では，密接にフィットしたフェイスマスクを介して患者に人工呼吸器を接続する。第13章では，この非侵襲的換気を専門に扱う。しかし，本章も含めて本書で考察している原則のほとんどは，侵襲的人工呼吸に関するものであることに注意してほしい。

呼吸不全

換気不全

先に定義したとおり，神経筋疾患や胸壁疾患により「まず」分時換気量($\dot{V}_E$)が低下し，結果として通常のPa_{CO_2}を維持できなくなることを換気不全という。第1章で述べた式を覚えているだろうか？

$$Pa_{CO_2} \alpha \dot{V}p_{CO_2}/(\dot{V}_E - \dot{V}_D) \tag{1}$$

この式は，CO_2産生量($\dot{V}p_{CO_2}$)と死腔換気量($\dot{V}_D$)が一定なら，Pa_{CO_2}は$\dot{V}_E$に反比例することを示している。つまり，$\dot{V}_E$が低下するとPa_{CO_2}は逆に上昇する。

分時換気量は，単純に呼吸数と換気量の積である。表2.1に示すように，中枢性呼吸ドライブを低下させたり，脳から呼吸筋への神経シグナル伝達を妨害したり，呼吸筋力の低下を引き起こしたりするような疾患すべてが，$\dot{V}_E$の低下を起こしうる。また，肥満や重度脊柱後側弯症などの疾患も胸壁コンプライアンスを著しく下げ，呼吸筋が生成すべき圧力を増加させるため，$\dot{V}_E$を低下させる。

換気不全を引き起こすこれらの疾患は，肺自体にはまったく影響を及ぼさないため，換気(V)と血流(Q)の不均等を増加させることはなく，V/Q比も変化しない[†]。これは，肺胞気式からも推定されるように，Pa_{CO_2}が上昇

表2.1 換気不全の原因

分類	原因	例
呼吸ドライブの低下	薬物，毒物 代謝性脳症 脳炎/髄膜炎 脳・脳幹梗塞 頭蓋内出血	麻薬，鎮静薬 肝不全，腎不全
呼吸筋へのシグナル伝達障害	脊髄疾患 末梢神経障害 神経筋接合部疾患	外傷，脊髄炎，ALS 横隔神経障害，Guillain-Barré症候群 重症筋無力症，Eaton-Lambert症候群
呼吸筋力の低下	ミオパチー 筋炎	内分泌，代謝，薬物誘発性 多発性筋炎，その他の結合組織病
胸壁疾患	胸壁コンプライアンスの低下	肥満，重度の脊柱後側弯症，多量の胸水/腹水

ALS：筋萎縮性側索硬化症

---

† これは換気不全が無気肺を起こさない場合に限る。

すると，平均肺胞 P_{O_2} (P_{AO_2}) および測定された Pa_{O_2} はともに低下することを意味する。

$$P_{AO_2} = (P_B - P_{H_2O}) \times F_{IO_2} - P_{ACO_2}/R \tag{2}$$

第1章と同様，P_B は大気圧（気圧），P_{H_2O} は肺の水蒸気分圧，F_{IO_2} は吸入酸素濃度，P_{ACO_2} は平均肺胞 P_{CO_2} であり Pa_{CO_2} に等しいと仮定し，R は肺胞気に入る CO_2 分子と，そこを出る O_2 分子の割合である。

P_{AO_2} と Pa_{O_2} は同じだけ低下するため，換気不全によってそれらの差（A-a 較差）は変化しない。換気不全に関する血液ガスの特性は表2.3に示す。

酸素化不全

酸素化不全は，肺疾患が Pa_{O_2} および動脈血酸素飽和度（Sa_{O_2}）の低下を引き起こしたときに発生する。第1章で説明したように，酸素化不全はV/Q比の異常（肺内シャントを含む），ガス拡散障害，またはその両方に起因している。表2.2に示すように，酸素化不全はあらゆる肺疾患で起こりうる。その影響を受けているのが気道だろうと，肺実質だろうと，肺循環だろうと関係ない。また，肺疾患は肺胞気式のいずれの要素にも影響を及ぼさないため，それによって算出された P_{AO_2} も変化せず，A-a較差は増加する（表2.3）。ちなみに，過剰なV/Qミスマッチや拡散障害も，高二酸化炭素血症を引き起こす可能性があることを覚えているだろうか。ただ通常は，酸素化

表2.2 酸素化不全の原因

分類	例
閉塞性肺疾患	肺気腫，慢性気管支炎，喘息，気管支拡張症
拘束性肺疾患	特発性肺線維症，サルコイドーシス，塵肺症
気腔充填疾患	急性呼吸促迫症候群（ARDS），心原性肺水腫，肺炎
肺血管疾患	肺動脈高血圧症，肺塞栓症

表2.3 呼吸不全のタイプ別の血液ガス特性

	Pa_{O_2}	Pa_{CO_2}	A-a較差
換気不全	↓	↑	変化なし
酸素化不全	↓	変化なし	↑
酸素化-換気不全	↓	↑	↑

不全の患者では中枢性化学受容体に媒介された$\dot{V}_E$の適切な増加により，正常なPa_{CO_2}を維持することができるのだ。

酸素化-換気不全

すでにお見通しかもしれないが，酸素化-換気不全は，酸素化不全と換気不全が合併したタイプの呼吸不全である。しかし，その病態生理は純粋な酸素化不全とほとんど同じである。異なるのは，基礎となる肺疾患が肺コンプライアンスや気道抵抗にきわめて深刻な異常を引き起こすため，呼吸器系が正常な$\dot{V}_E$を維持したり，V/Qミスマッチや拡散障害によって発生した高二酸化炭素血症を補正するために$\dot{V}_E$を増加させたりということができない点だ。表2.3に示すように，酸素化-換気不全患者は，Pa_{O_2}の低下，Pa_{CO_2}の上昇，そしてA-a較差の増加を呈する。理論的には，表2.2に挙げたすべての疾患が酸素化-換気不全を起こしうるが，最も一般的なのは急性呼吸促迫症候群（ARDS），心原性肺水腫，慢性閉塞性肺疾患（COPD），重度の急性気管支喘息である。

急性 vs. 慢性換気不全

換気不全または酸素化-換気不全の患者では，高二酸化炭素血症が数分〜数時間という単位で急速に発症することもあれば，数週，数カ月，あるいは数年かけて徐々に発症することもある。慢性高二酸化炭素血症は，血清HCO_3濃度を増加させることで動脈血のpHを正常に戻そうとする腎性代償を惹起する。だから，「急性」「慢性」という単語は，臨床症状と治療の緊急性の両方が違ってくることを意味する。また，慢性的な換気不全または酸素化-換気不全が代償されている患者でも，急性増悪によって呼吸性アシドーシスが悪化する場合がある。これは，**慢性換気不全の急性増悪**（acute-on-chronic）といわれる。

人工呼吸の適応

挿管および人工呼吸の適応は4つある。
- 急性換気不全，または慢性換気不全の急性増悪
- 難治性低酸素血症を伴う酸素化不全
- 下気道の保護不能
- 上気道閉塞

急性換気不全，または慢性換気不全の急性増悪

高二酸化炭素血症自体が危険であることはまれだが，これに伴うアシデミア（動脈血pH低値）は非常に危険であり，重症化や死を招くこともある。したがって，人工呼吸を必要とするのは，もっぱら急性もしくは慢性換気不全の急性増悪か酸素化-換気不全をきたしている患者であり，長期にわたるCOPDや肥満などによって起きた代償された慢性呼吸性アシドーシスの患者ではない。

原則として，高二酸化炭素血症によるアシデミア患者では，動脈血pHが7.25を下回った時点で挿管すべきである。しかし，これはごく一般的な指標で，臨床的判断が常に優先されるべきである。例えば，積極的な治療にもかかわらず，高二酸化炭素血症および動脈血pHが持続的に悪化している患者では，早期の挿管が推奨される。実際，呼吸困難のある患者は，$Paco_2$またはpHが変化する前に挿管されている場合が多い。「切迫」換気不全の患者は早期挿管したほうがはるかによい。呼吸筋疲労の発症を待っていては，急性かつ重度のアシデミアを引き起こし，致命的となることもあるのだ。逆に，pHが7.25未満でも，迅速に修復できる原因がはっきりしている場合（例えば，麻薬による換気不全）は人工呼吸が必要ないこともある。なお，挿管するしないの決定は，血液ガスの結果を待たずになされることも多い。例えば，意識のない患者が非常に遅く浅い呼吸をしている場合は，重度の高二酸化炭素血症やアシデミアを確認するのを待たずに即時に挿管し，人工呼吸を行う必要がある。

難治性低酸素血症

ほとんどの患者の場合，酸素化不全は，鼻カニューレまたはフェイスマスクを介した酸素補給で簡単かつ適切に治療できる。挿管および人工呼吸が必要となるのは，高レベルの酸素補給にもかかわらず，Pao_2とSao_2が「危機的に低い」場合だけである。これは難治性低酸素血症（refractory hypoxemia）と呼ばれ，ARDS，重度の肺炎，心原性肺水腫など，広範囲にわたる肺胞の充満を引き起こす疾患でよくみられる。ここで，私は「危機的に低い」という曖昧な言葉をわざと用いた。なぜなら，$Pao_2>60\,mmHg$および$Sao_2>90\%$というのは妥当な目標ではあるが，挿管の絶対適応となるようなPao_2とSao_2の明確な基準値は存在しないからだ。挿管の決定は常にケースバイケースで行わなければならない。

さて，難治性低酸素血症患者にとって，なぜ人工呼吸は有益なのだろう

か？ 通常，彼らのPaco₂は正常なのだから，換気サポートは必要ないのではないか？ 実は，人工呼吸を使う最大のメリットは，気管挿管によって酸素供給を開放式（オープン）から閉鎖式（クローズド）システムに転換できる点なのだ。フェイスマスクで酸素補給を受けている患者は，常にある程度の室内気を吸い込んでいる。そのため，実際に患者の気道に入るO_2濃度（F_{IO_2}）は設定したO_2濃度よりも格段に低い。しかし挿管後では，気管内チューブのカフが気管を完全に塞ぐため，室内気が気管に入ることはない。つまり，$F_{IO_2}=1.0$（100% O_2）またはその他の設定濃度での，確実な酸素供給が可能となるため，Pao_2とSao_2の顕著な改善につながることが多い。

人工呼吸のもう1つのメリットは，呼気終末陽圧（PEEP）が使用できる点である。呼気を通して気道および肺胞における陽圧（＞大気圧）を維持することで，吸気中に開いた，または「リクルート」された肺胞が，呼気中に虚脱するのを防げる。これにより，換気されない肺胞を通る血液量（肺内シャント）が減少し，酸素化が改善する。

下気道の保護不能

通常は，複数の非常に効果的なメカニズムにより，唾液や食物，液体は気管へ入らない。自発呼吸中は，声帯および仮声帯が外転（分離）し，気管（声門）の入口が開いて，空気は気管気管支樹の内外を自由に通過する。唾液などの物質が喉頭に入った場合は，迷走神経を介した反射が即時に声帯を内転（結合）させ，声門を閉じる。それでも誤嚥が起きた場合は，喉頭および気管内の刺激受容体が強力な咳応答を誘発し，声門を通して物質を強制的に排出させる。嚥下する際は，誤嚥を防ぐためのバリアが2つある。1つ目は，声帯が内転し声門を閉じることである（このため，私たちは呼吸と嚥下を同時に行えない）。2つ目は，喉頭が舌のつけ根に向かって上方に引っ張られ，喉頭の入口を保護するように喉頭蓋が下方に押し付けられることである。

患者がこれらの重要な保護反射を失ったと考えられる場合にも，気管挿管はよく行われる。しかし，これには2つの大きな問題が伴う。問題＃1：どうして患者が「気道保護」できないとわかるのか？ 通常，私たちは，患者の意識レベルから保護反射の程度が予測できると仮定している。この仮定は理にかなっており，いくつかの観察研究でも支持されてはいる。しかし，実際には意識レベルと気道保護反射の関係はまったく不明である。言い換えると，私たちには昏睡状態にある患者，意識のない患者，無気力な患者の何割が実際に気道保護不能なのかがまったくわからないのだ。さらにややこしいことに，ベッドサイドでの評価もまったく信頼できない。特に，咽頭反射の

有無と保護的喉頭反射が相関しないことは，多くの研究が示唆している。

　なぜこれがそんなに重要なのか？　意識障害のある患者をとりあえず挿管し，確実に気道を保護しておくのはよいことではないのか？　では，問題＃2について検討しよう。患者が挿管されたら，通常の保護反射はどうなるのか考えてほしい。挿管後の患者は声門を閉じること，喉頭を上げること，または咳をすることができない。つまり，すべての保護反射が奪われてしまっている。事実，唾液は気管内チューブと声帯の間から気管内に自然に流入することができるようになるし，実際に流入する。でも気管内チューブのカフが下気道を保護してくれるじゃないか，と思うかもしれない。確かに急性の大容量の（大きな）誤嚥に対しては保護するが，容量は小さいとはいえ慢性的に降りてくる唾液などはいずれカフ周辺を通過し，気管支内に流入する。これが人工呼吸器関連肺炎の病因なのである。

　以上から，下気道を「保護」するために行ったはずの挿管が，逆に正常な喉頭反射機能を妨害してしまう場合もあるため，必ずしも正しい判断ではない，ということがわかってもらえただろうか。難しいのは，私たちには，それがどのような場合なのかがわからないことだ。ここまでに述べたすべての内容にもとづき，私が気道保護のために挿管するのは次の2つの状況下である。1つ目は，簡単には治りそうもない原因によって患者がまったく応答しない，または痛み刺激にしか応答しない場合だ。2つ目は，大量の嘔吐もしくはその可能性のある患者（例えば胃幽門閉塞，小腸閉塞や上部消化管出血）に軽度でも意識レベルの低下がみられた場合である。

上気道閉塞

上気道閉塞は，挿管および人工呼吸の最も明白だが最も珍しい適応症である。咽頭または喉頭が狭小化したために十分な換気が行えない場合は，人工的に気道を確保する必要がある。通常は気管内チューブを用いるが，著明な解剖学的歪みや完全な気道閉塞が認められる場合は，気管切開が必要な場合がある。

人工呼吸器と関連用語

Chapter 3

John W. Kreit

本章では，人工呼吸器のデザインと主要コンポーネントについて概説する。また，人工呼吸器を語るときにはマストな用語についても定義，説明する。すぐにわかると思うが，人工呼吸器に関連する専門用語はそれほど難しいものではない。あっという間に君も，略語や頭字語だけで，人工呼吸器について5分は語り続けられるようになるだろう！

デザインの概要

たとえルックスがだいぶ違っていても，すべての人工呼吸器の基本的な中身は一緒である（図3.1）。まず，人工呼吸器はすべて，**酸素および空気の高圧供給源**に接続されていなければならない。これらのガスはいったん人工呼吸器に入ると，臨床医が選択した吸入酸素濃度（F_{IO_2}）を生成するためにブレンドされる。そして吸気の開始時に**デマンド弁**が開くと，この圧縮されたガスは**加熱器**と**加湿器**，人工呼吸器回路の**吸気脚**，そして気管内チューブを通り，患者の肺に入る。デマンド弁が閉じると吸気は終了し，今度は**呼気弁**が開く。呼気ガスは，人工呼吸器回路の**呼気脚**を介して人工呼吸器に戻り，**フィルター**を通って大気中に排出される。換気量および換気流量（フロー）は，ガスが人工呼吸器から出入りするたびに測定される。気道内圧（P_{AW}）は，呼気弁のすぐ近位で恒常的に測定される。

すべての人工呼吸器にはユーザーインターフェースがあり，一般的には大きなビデオディスプレーがついている。その一例を図3.2に示した。ユーザーインターフェースには重要な機能が2つある。すなわち，多様な「人工呼吸器設定」から必要な設定を選びやすくしているだけでなく（表3.1），その選択された設定と重要な患者データをリアルタイムで表示する（表3.2）。

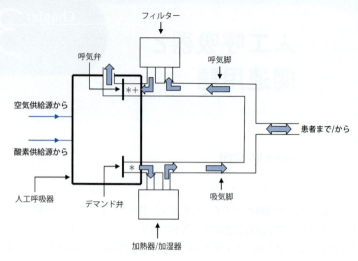

図 3.1 人工呼吸器と人工呼吸器回路の構造。＊は換気量と換気流量（フロー）の測定部位，＋は気道内圧の測定部位を示す。

用語

表3.1と表3.2には，人工呼吸患者をケアする際に必要となる用語のほとんどを掲載した。人工呼吸器用語に取り組むには，今が絶好のタイミングだ。しかし，ここにあるすべての用語を今覚えられなくても，心配ご無用。本章ではちょっとかじるだけで，これらの用語については後の章でまた徹底的に説明する。

人工呼吸器の設定

換気モードとは，患者と人工呼吸器との関わり方を決定する最も基本的な設定である。臨床医はまず最初にこれを設定する。換気モードに関する用語は人工呼吸器メーカー（および著者）によって異なるが，本書では次のように分類する。

- 補助・調節（AC）換気
- 同期式間欠的強制換気（SIMV）
- 自発呼吸（SV）
- バイレベル換気

呼吸タイプは圧・換気量・フロー特性，吸気終了シグナル（サイクリン

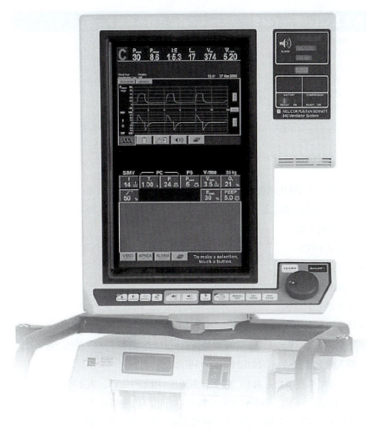

図 3.2 Puritan-Benett 840という人工呼吸器のユーザーインターフェース

表3.1　ユーザーインターフェースで選択可能な人工呼吸器設定	
モード	1回換気量 (VT)
呼吸タイプ	最高吸気フロー速度
吸入酸素濃度 (FiO$_2$)	フロープロファイル
呼気終末陽圧 (PEEP)	駆動圧
持続気道陽圧 (CPAP)	吸気時間
強制呼吸回数	プラトー時間
トリガーシグナル	アラーム
トリガー感度	

表3.2　ユーザーインターフェースで表示される患者データ

圧・換気量・フローのグラフ表示	吸気時間
総呼吸回数	呼気時間
自発呼吸回数	吸気呼気時間比
吸気1回換気量	最高気道内圧
呼気1回換気量	平均気道内圧
呼気分時換気量	吸気終末（プラトー）圧
	呼気終末圧

グ），ならびに使用可能モード（複数可）によって定義される。繰り返しになるが，用語は機器によってかなり異なる。本書では，人工呼吸タイプを次の5つに分類する。

- 従量式（VC）
- 従圧式（PC）
- 圧調節型従量式（PRVC）
- 圧サポート（PS）
- 換気量サポート（VS）

第4章では，そっくりそのまま換気モードと呼吸タイプの説明に徹する。

吸入酸素濃度（F_{IO_2}）は0.21～1.0の値に設定できる。

第1章でも述べたとおり，**呼気終末陽圧（PEEP）**とは，人工呼吸中の人工呼吸器回路，気道，肺胞において陽圧（＞大気圧）を維持することである。PEEPは，呼気終末肺容量および呼吸器系の平衡容量を増加させる。そのため，吸気中に「リクルート」された肺胞の虚脱を防ぐことにより，酸素化を向上させることができる。このような理由から，PEEPは急性呼吸促迫症候群（ARDS）などのびまん性肺胞充填疾患患者で重要な治療補助となる。

持続気道陽圧（CPAP）は非常に紛らわしい用語である。自発呼吸中に使用する場合（例えば，閉塞性睡眠時無呼吸患者での使用）と，人工呼吸中に使用する場合とでその意味が変わるからだ。覚えておくべき最も重要なことは，陽圧人工呼吸に関する文脈で使用される場合，CPAPはPEEPとまったく同じであるということだ。つまり，呼気を通じて気道内および肺胞内に維持される圧力のことである。ではなぜ，わざわざCPAPという用語を使用するのだろう？　それを説明すると長くなるが，患者が自発呼吸モードで圧サポートまたは換気量サポートを受けている場合は，「PEEP」の代わりに「CPAP」を使用することが多いとだけ解釈しておけば十分だ（第4章参照）。

強制呼吸は，患者の吸気努力の有無にかかわらず人工呼吸器によって供給

されるため,「保証」または「バックアップ」呼吸とも呼ばれる。患者がAC, SIMV, バイレベルモードで換気される場合は, 強制呼吸が使用される。

トリガーとは, デマンド弁を開き呼気弁を閉じて人工呼吸を開始させるためのシグナルだ。人工呼吸は, 患者の吸気努力によってトリガーされるか(患者トリガー呼吸), 患者の吸気努力がない場合は, あらかじめ設定された強制呼吸回数で決定される時間間隔によってトリガーされる(時間トリガー呼吸)。例えば, 強制呼吸回数が毎分10回に設定されている場合, 無呼吸患者は6秒おきに人工呼吸を受けることになる。

ほとんどの人工呼吸器では, 患者の吸気努力を検出するために, 2つの「トリガーシグナル」から選択することができる。**圧トリガー**に設定した場合, 患者の吸気努力で気道内圧があらかじめ設定された値だけ下がるとデマンド弁が開く。この値を**圧感度**という。例えば, 図3.3のようにトリガー感度が$-2\,cmH_2O$に設定されており, 呼気中のP_{AW}が0(大気圧)である場合, 患者の吸気努力がP_{AW}を$-2\,cmH_2O$未満に低下させるたびに人工呼吸がトリガーされる。PEEPによる呼気中のP_{AW}が$5\,cmH_2O$である場合は, P_{AW}が$3\,cmH_2O$未満に低下するとトリガーされる。

一方, **フロートリガー**に設定した場合, ガスが低い設定速度(ベースフロー)で継続的に人工呼吸器回路内を流動していることを図3.4は示している。患者が息を吸うと, ガスの一部が肺に取り込まれるため, 呼気フローは低下する。測定された吸気フローと呼気フローの差が臨床医の選択した**フロー感度**を超えたとき, 人工呼吸がトリガーされる。例えば, ベースフロー

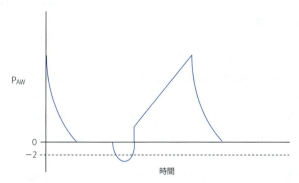

図3.3 人工呼吸中の気道内圧(P_{AW})の経時的変化。圧トリガーに設定した場合, 患者の吸気努力により, 圧感度よりもP_{AW}が低下するとデマンド弁が開く。この例では, 呼気中のP_{AW}が0(大気圧)で, 圧感度は$-2\,cmH_2O$に設定されているため, P_{AW}が$-2\,cmH_2O$未満に低下するたびに人工呼吸がトリガーされる。

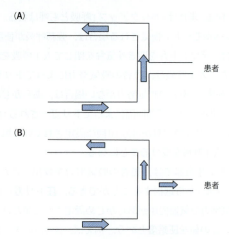

図3.4 （**A**）ガスが継続的に人工呼吸器回路内を流れている（ベースフロー）。患者の肺に入るガスがないため，人工呼吸器から排出されるガス流量（吸気フロー）と人工呼吸器に戻るガス流量（呼気フロー）は同じである。（**B**）患者が呼吸すると，ベースフローの一部は肺に取り込まれる。吸気フローと呼気フローの差が設定したフロー感度を超えたときに，デマンド弁は開く。

が3L/分で，感度が1L/分に設定されている場合，測定呼気フローが2L/分を下回るたびに人工呼吸がトリガーされる。

　患者が，従量式（換気量コントロール），換気量サポート，または圧調節型従量式呼吸を受けている場合，人工呼吸で供給される1回換気量（V_T）を設定する必要がある。このため，これらの人工呼吸タイプはしばしば**換気量設定型**と呼ばれる。

　患者が従量式呼吸を受けている場合，ほとんどの人工呼吸器では，吸気の最大または**ピークフロー**を設定する必要がある。

　さらに**フロープロファイル**の設定によって，従量式呼吸中のフローの変化の仕方を決めることもできる。吸気を通して設定したピークフローが維持されるスクエア・プロファイルか，早い段階でピークフローに達し，その後は吸気を通して徐々にフローが低下するディセンディング・プロファイルの2タイプが一般的である（第1章の図1.11参照）。

　駆動圧は，吸気を通して呼吸器系にかかる一定の圧力で，患者が従圧式（圧コントロール）または圧サポート呼吸を受けている場合に設定する必要がある。両呼吸タイプとも一定のP_{AW}が設定されるため，これらの人工呼吸タイプは**圧設定型**と呼ばれる。

表3.3　人工呼吸器の重要なアラーム

アラーム	よくある原因	意味
高気道内圧	咳 人工呼吸器の非同期 気管内チューブまたは気道の閉塞 気胸	P_{AW}が気道内圧上限値を超えると，呼気弁が開くため患者は換気されていない＝無呼吸状態
低気道内圧	人工呼吸器回路のリーク 活発な吸気努力	1回換気量が低い 過度の呼吸仕事量
高呼吸回数 （頻呼吸）	呼吸困難 興奮状態 高い換気の必要性	高い呼吸仕事量 人工呼吸器によるサポートを上げる必要性
低呼吸回数	呼吸ドライブ・呼吸努力の低下 換気がおそらく不十分	
低呼気1回換気量	呼吸ドライブ・呼吸努力の低下 人工呼吸器回路のリーク P_{AW}の上限値超過	換気がおそらく不十分

P_{AW}：気道内圧

吸気時間（T_I）は，単純に吸気の持続時間である。具体的には，トリガーから「サイクル」（デマンド弁が閉じ呼気弁が開く時点）までの間隔で，患者が従圧式または圧調節型従量式呼吸を受けている場合に設定する必要がある。その他すべての呼吸タイプでは，T_Iは設定吸気フロー，設定1回換気量，患者の吸気努力などの要因によって決定される。

通常，デマンド弁が閉じるとほぼ同時に呼気弁が開き，人工呼吸器のサイクルは吸気から呼気に転換する。しかし，**プラトー時間**を設定することで，呼気弁の開くタイミングを遅らせ，肺に供給された換気量を保持することもできる（第1章の図1.8参照）。

人工呼吸器のアラームは，潜在的に危険な患者状態または機器の故障を医療従事者に伝える役割を果たす。しかし残念なことに，そのようなアラームが非常に頻繁に発生するため，多くのICUでは無視されることが多い。通常，アラーム設定は看護師や臨床工学技師が行うが，医師がその意味と潜在的な影響を理解していることが不可欠である（表3.3）。人工呼吸器アラームについては第9章で詳しく説明する。

患者データ

ICUで使われる人工呼吸器はすべて，患者のリアルタイムデータをグラフィック表示することができる。最も重要かつ頻繁に使用されるデータは次

のとおりである。
- 気道内圧の経時的変化
- フローの経時的変化
- 気道内圧と換気量の関係

ユーザーインターフェース(操作パネル)は、**設定(強制)呼吸回数**、**総呼吸回数**、およびこれらの差である**自発呼吸回数**を表示する。

また、**吸気(供給された)1回換気量**と**呼気1回換気量**も表示され、当然だが、これらの数値は非常に類似している。呼気1回換気量のみの低下は、人工呼吸器回路内のリーク、または呼気が不十分なために起こる動的肺過膨張(第7章参照)に起因することが多い。さらに、1分あたりに排出されるガスの容量である**呼気分時換気量**も通常は表示される。

ほとんど人工呼吸器は、吸気時間(T_I)、呼気時間(T_E)、および吸気時間と呼気時間の比率(**I：E比**)も表示する。呼気時間は人工呼吸と人工呼吸の間の時間であり、患者が供給された1回換気量を吐き出すために使える最大時間でもある。この時間は、T_Iと総呼吸回数によって決まる。例えば、患者が毎分20回の速度で呼吸している場合、平均呼吸サイクルは60/20＝3秒である。T_Iが1秒なら、T_Eは2秒となる。通常、I：E比は1未満である。

最高気道内圧または**ピーク圧**(P_{PEAK})とは、前の呼吸サイクル中に到達した最大圧のことである。**平均気道内圧**(P_{MEAN})は、呼吸サイクル全体(吸気と呼気)のP_{AW}を平均することで連続的に算出される。

吸気終末圧または**プラトー圧**(P_{PLAT})は、臨床医によって設定された、デマンド弁が閉じてから呼気弁が開くまでの遅延時間が経過した後に測定され表示される。これは、ほとんどの人工呼吸器ではプラトー時間を設定するか(上述)、ユーザーインターフェースでポーズボタンを押すことで実行できる。第1章でも説明したが、プラトー圧は吸気終末期における呼吸器系全体の弾性力である。

一方、**呼気終末圧**は、吸気フローの開始直前、呼気弁が閉じた瞬間に測定され表示される。これも、ほとんどの人工呼吸器では、ユーザーインターフェースを介して簡単に実行できる。呼気終末圧は総PEEP($PEEP_T$)とも呼ばれ、設定された外因性PEEP($PEEP_E$)と、不完全な呼気や動的肺過膨張に起因する内因性PEEP($PEEP_I$)の合計である。動的肺過膨張と$PEEP_I$については、第6章と7章で詳しく説明する。

換気モードと呼吸タイプ

Chapter 4

John W. Kreit

人工呼吸器は，さまざまな換気方法で患者をサポートできる。設定で最も重要なのは，換気モードと呼吸タイプである。人工呼吸器はすべて同様の技術を使用し，ほぼ同じオプションを提供しているが，メーカーごとに用語が異なるために混乱の原因となっている。本章ならびに本書では，人工呼吸器の機能について4つの換気モードと5つの呼吸タイプに分けて説明する。

換気モード
- 補助・調節（AC）換気
- 同期式間欠的強制換気（SIMV）
- 自発呼吸（SV）
- バイレベル換気

呼吸タイプ
- 従量式（VC）
- 従圧式（PC）
- 圧調節型従量式（PRVC）
- 圧サポート（PS）
- 換気量サポート（VS）

換気モードは人工呼吸器の最も基本的な設定で，人工呼吸器と患者との関わり方を決定するものと考えることができる。これは通常，臨床医が最初に選択するパラメータでもあり，その後の設定の多くにも影響を及ぼす。**呼吸タイプ**は，肺を拡張させるために必要な圧力，換気量，およびフローを人工呼吸器がどのように供給するかを規定する。後述するように，各換気モードごとに使用できる呼吸タイプは限られている。

換気モード

補助・調節(AC)換気

補助・調節(assist-control:AC)モードでは,臨床医が設定した回数だけ人工呼吸を毎分必ず患者に供給する。このような「強制呼吸(mandatory breath)」は2つの方法でトリガーされる。患者が十分な吸気努力を行うことによって呼吸が開始される方法(患者トリガー呼吸)と,患者による吸気努力がない場合に,人工呼吸器が一定の間隔で強制呼吸を供給する方法(時間トリガー呼吸)である。

これら2つのトリガー方法について図4.1に示す。人工呼吸器は,設定された(強制)呼吸回数で各分を均等に分割して呼吸間隔を決定している点に注意してほしい。例えば,呼吸回数が毎分10回に設定されている場合,呼吸間隔は60秒÷10=6秒である。患者の吸気努力がない場合は,各呼吸間隔の終わりに時間トリガー呼吸が供給される(図4.1A)。一方,患者の吸気努力がある場合は,各呼吸間隔における患者の最初の吸気努力で患者トリガー呼吸が供給されるが,呼吸間隔を経過しても患者が無呼吸であると,やはり時間トリガー呼吸が供給される(図4.1B)。

図4.1Cに示すように,ACモードでは,患者は設定された強制呼吸回数の享受を保証されているが,呼吸数がそれを上回る場合,患者トリガー呼吸をいくらでも追加することができる。後者のような「自発呼吸(spontaneous breath)」は必ず強制呼吸の後にくるが,自発呼吸も強制呼吸もまったく同一である点に留意する。

ACモードでは,従量式,従圧式,圧調節型従量式呼吸が使用できる。

ACモードのまとめ

特徴:

- 強制呼吸回数は臨床医が設定
- 強制呼吸は患者トリガーまたは時間トリガー
- 強制呼吸に加え,患者は何回でも追加(自発)呼吸の誘発が可能
- 強制呼吸と自発呼吸は同一

臨床医が設定するパラメータ:

- 強制呼吸回数
- 呼吸タイプ
  - 従量式(VC)
  - 従圧式(PC)
  - 圧調節型従量式(PRVC)

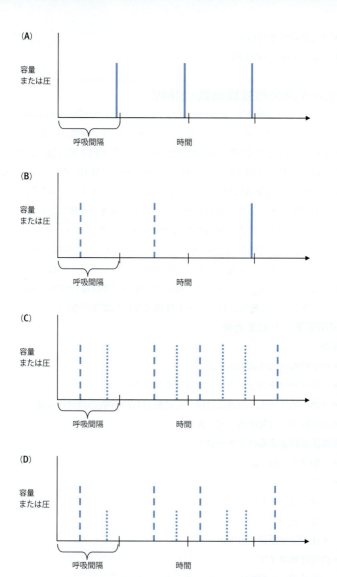

図 4.1 AC，SIMV モードでは，(**A**) 患者が無呼吸状態の場合，すべての強制呼吸は時間トリガー呼吸（——）で，既定の呼吸間隔の終わりに供給される。(**B**) 患者の呼吸数が設定された強制呼吸回数と同じかそれ以下の場合，一部の強制呼吸は患者トリガー呼吸（- -）であるが，それ以外は時間トリガー呼吸である。(**C**，**D**) 患者の呼吸数が設定された強制呼吸回数よりも多い場合，すべての強制呼吸（- -）および自発呼吸（……）は患者トリガー呼吸である。その場合，AC モードでは強制呼吸と自発呼吸はまったく同じであるが (C)，SIMV モードではそれらは常に異なる (D)。

- 吸入酸素濃度（F$_{IO_2}$）
- 呼気終末陽圧（PEEP）

同期式間欠的強制換気（SIMV）

同期式間欠的強制換気（synchronized intermittent mandatory ventilation：SIMV）モードは，ACモードに非常によく似ている。実際，患者が無呼吸である場合や自発呼吸回数が強制呼吸回数かそれを下回る場合は，2つのモードは同一である（図4.1AとB）。ACモードと同様にSIMVモードでも，臨床医が選択した強制呼吸回数だけ，呼吸数から算出された呼吸間隔ごとに1回，時間トリガーまたは患者トリガーされた強制呼吸が供給される。2つのモードの違いは，患者が追加的な自発呼吸を行ったときのみ発生する。ACモードでは自発呼吸と強制呼吸は同一である。しかし，SIMVモードでは常に異なる呼吸タイプが使用される（図4.1D）。ACモードと同様，SIMVモードにおける強制呼吸は，従量式，従圧式，圧調節型従量式呼吸の中から選べる。しかし，自発呼吸は圧サポート呼吸でなければならない。

SIMVモードのまとめ

特徴：

- 強制呼吸回数は臨床医が設定
- 強制呼吸は患者トリガーまたは時間トリガー
- 強制呼吸に加え，患者は何回でも追加（自発）呼吸の誘発が可能
- 強制呼吸と自発呼吸は常に異なる

臨床医が設定するパラメータ：

- 強制呼吸回数
- 呼吸タイプ
  - ・従量式（VC）
  - ・従圧式（PC）
  - ・圧調節型従量式（PRVC）
- 自発呼吸タイプ
  - ・圧サポート（PS）
- 吸入酸素濃度（F$_{IO_2}$）
- 呼気終末陽圧（PEEP）

自発呼吸（SV）

その名のとおり，自発呼吸（spontaneous ventilation：SV）モード（図4.2）では強制呼吸が供給されないため，すべての人工呼吸は患者によってトリ

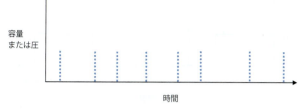

図 4.2 自発呼吸モードでは強制呼吸は供給されないため,すべてが患者トリガー呼吸(……)となる。

ガーされる必要がある。自発呼吸モードでは,圧サポートまたは換気量サポート呼吸しか使用できない。

自発呼吸モードのまとめ

特徴:
- 強制呼吸なし
- 呼吸はすべて患者トリガー

臨床医が設定するパラメータ:
- 呼吸タイプ
  ・圧サポート(PS)
  ・換気量サポート(VS)
- 吸入酸素濃度(F_{IO_2})
- 呼気終末陽圧(PEEP)

バイレベル換気

バイレベル(bi-level)[†]モードでは,一般的に高PEEP ($PEEP_H$)および低PEEP ($PEEP_L$)と呼ばれる,高レベルと低レベルの気道陽圧の間を,患者は定期的にサイクルする。臨床医は,$PEEP_H$の持続時間または低PEEPと高PEEPの持続時間の比($PEEP_H/PEEP_L$比)を設定する。図4.3が示すように,患者は両方の圧レベルにおいて自発呼吸(圧サポート)をトリガーすることができる。このモードで換気が発生するのは,自発呼吸中および圧レベルの移行中である。気道内圧開放換気(APRV)はバイレベル換気の一種で,高い$PEEP_H/PEEP_L$比を使用する。

---

† 訳注:人工呼吸器の種類によってはBIPAPとも呼ばれる。

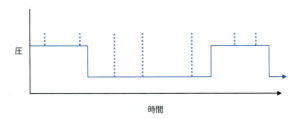

図 4.3 バイレベルモードでは,気道内圧(P_{AW})は設定された高レベルと低レベルの間を往復する。どちらの圧レベルにおいても,患者は自発呼吸(……)をトリガーすることができる。

バイレベルモードのまとめ

特徴:
- 気道内圧は,設定された高レベルと低レベルの間を往復する
- どちらのレベルにおいても,患者は自発呼吸をトリガーすることが可能

臨床医が設定するパラメータ:
- 高気道内圧($PEEP_H$)
- 低気道内圧($PEEP_L$)
- $PEEP_H$の持続時間または$PEEP_H$/$PEEP_L$比
- 自発呼吸タイプ
  - 圧サポート(PS)
- 吸入酸素濃度(F_{IO_2})

呼吸タイプ

きわめてザックリ分類すると,ICUで使う人工呼吸器で使用できる呼吸タイプは2つある。臨床医により設定された1回換気量を供給する**換気量設定型呼吸**と,吸気を通して一定の気道内圧を維持する**圧設定型呼吸**である。詳細は後でじっくりと説明するが,一定の換気量を供給するために必要な圧力や,一定の気道内圧によって供給される換気量はさまざまな要因に依存するため,患者間のみならず,同じ患者においても経時的に変化する。つまり,換気量設定型呼吸は**圧可変**であり,圧設定型呼吸は**換気量可変**である。

ここで説明する各呼吸タイプは,フロー特性,吸気終了シグナル(サイクリング)および使用する換気モードによっても区別されることがある。

従量式（VC）

従量式（volume control：VC）呼吸では，臨床医が設定した1回換気量が必ず患者に供給される。ほとんどの人工呼吸器では，吸気中の換気流量（フロー）の変化を決定する最大（ピーク）フローとフロー特性（プロファイル）も設定する必要がある。大半の人工呼吸器では，ピークフローが吸気を通じて一定に維持される固定フロー（矩形波）設定と，吸気時間初期にピークに達したフローが徐々に低下する下降フロー（漸減波）設定という2つのプロファイルから選択できる。

以上より，VC呼吸は，換気量固定，フロー固定，圧可変と分類される。また，これらは換気量サイクルでもある。つまり，一定の換気量が供給された後，デマンド弁が閉じ，吸気フローが停止し，呼気弁が開く。VC呼吸は，ACおよびSIMVモードでのみ使用できる。

ほとんどの人工呼吸器では，吸気時間（T_I）は選択できず，設定された1回換気量（V_T），そして設定されたピークフローとフロープロファイルで決まる平均フロー（$\dot{V}_{MEAN}$）によって自動的に決定される。

$$T_I = V_T / \dot{V}_{MEAN} \tag{1}$$

例えば，VC呼吸において換気量を0.5L，平均フローを1L/秒に設定するとT_Iは0.5秒となる。

今度は，なぜVC呼吸が圧可変なのか，そして設定された1回換気量を供給するのに必要な圧は何によって決定されるのかを考えてみよう。これに関しては，実は第1章でもだいぶ時間をかけて説明した（図1.8，1.9，1.11参照）。もっとも，そこではまだVC呼吸という言葉は使わなかったが。

患者の呼吸努力のない「受動的」なVC呼吸中に人工呼吸器が生成する圧（P_{AW}）は常に，粘性力（P_V），弾性力（P_{ER}），そして呼気終末圧〔総PEEP（$PEEP_T$）〕の合計でなくてはならない。

$$P_{AW} = P_V + P_{ER} + PEEP_T \tag{2}$$

ここで，P_{ER}は，供給された換気量（ΔV）を呼吸器系のコンプライアンス（C）で割った値と等しく，P_Vは気道抵抗（R）とフロー（$\dot{V}$）の積に等しいため，式（2）は次のように書き換えることができる。

$$P_{AW} = (R \times \dot{V}) + (\Delta V / C) + PEEP_T \tag{3}$$

図4.4は，受動的なVC呼吸中，固定フロー設定を選んだ場合の気道内圧

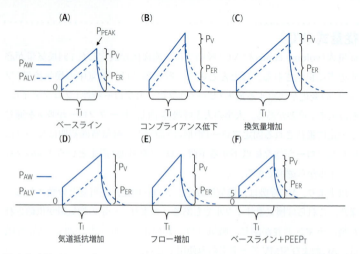

図4.4 VC呼吸で固定フロー設定を選んだ場合，気道抵抗，フロー，換気量の増加，コンプライアンスの低下，そしてPEEP$_T$の追加がP$_{AW}$とP$_{ALV}$に与える影響を示した図。P$_{ER}$と吸気終末でのP$_V$，およびT$_I$も示してある。PEEP$_T$がゼロのとき（**A〜E**），P$_{ALV}$とP$_{ER}$は等しい。PEEPがかかっている場合（**F**）は，P$_{ALV}$はP$_{ER}$とPEEP$_T$の合計に等しい。

（P$_{AW}$）および肺胞内圧（P$_{ALV}$）の経時的変化をプロットしたものである。第1章で説明したとおり，P$_{ALV}$はP$_{ER}$とPEEP$_T$の和であり，P$_V$はP$_{AW}$とP$_{ALV}$の差である。吸気フローは一定であるから，換気量，弾性，そしてP$_{ALV}$は吸気を通して直線的に増加する。P$_{AW}$もまた直線的に増加し，吸気終末に最高値またはピーク圧（P$_{PEAK}$）に達する。

式（3）からも予測されるように，1回換気量の増加またはコンプライアンスの低下は，P$_{PEAK}$と吸気終末P$_{ALV}$の両方を増加させる（P$_V$は変化しない）。レジスタンス（気道抵抗）またはフローが上昇すると，P$_V$とP$_{PEAK}$は増加するが，P$_{ALV}$は変化しない。PEEPが存在する場合も，P$_{PEAK}$と吸気終末P$_{ALV}$は双方とも増加する。レジスタンス，フロー，換気量，PEEP$_T$の低下やコンプライアンスの増加は，反対の影響をもたらす。なお，1回換気量やフローの変化に伴い，T$_I$も変化することに注意してほしい〔式（1）参照〕。

それでは図4.5を見ながら，吸気フロープロファイルに伴って，なぜ，そしてどのようにP$_{AW}$曲線が変化するのかを考えてみよう。レジスタンスが一定であれば，P$_V$はガスのフローのみに依存する。つまり，固定フロー設定では（図4.4と4.5A），P$_V$も一定になるが，下降フロー設定の場合（図4.5B），P$_V$は徐々に低下し，P$_{ALV}$はP$_{AW}$に近づき，P$_{PEAK}$は低下する。さらに，下降

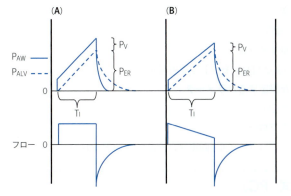

図 4.5 VC呼吸では，臨床医が固定フローまたは下降フローを選択することができる。P_{PEAK}，P_V，T_Iは選択されたフロープロファイルによって変化する。

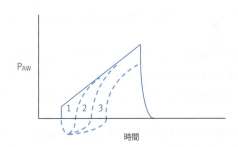

図 4.6 VC呼吸中におけるさまざまなレベルの吸気努力がP_{AW}に与える影響。患者の吸気努力が増すほどに（1→2→3），P_{AW}-時間曲線はゆがんでくる。

フロー設定では，必然的に平均フローが低下するため，設定された1回換気量を供給するのに必要な時間（T_I）が増加する。

ここまでは，受動的VC呼吸中に限って，P_{AW}に影響を与えうる要因について考察してきた。しかし，患者が能動的に吸気している場合，横隔膜やその他の吸息筋によって生成される力が，弾性および粘性を克服してしまう。それでも吸気フローを増加させることができないため，人工呼吸器回路内の圧力は低下する。図4.6に示すように，患者の吸気努力は，P_{AW}-時間曲線の形状を次第に変化させるだけでなく，P_{PEAK}も低下させる可能性がある。

VC呼吸のまとめ
特徴：
- 換気量固定

- 圧可変
- フロー固定
- 換気量サイクル
- ACおよびSIMVモードで使用可能

臨床医が設定するパラメータ：
- 1回換気量
- ピークフロー
- フロープロファイル（固定フローまたは下降フロー）

従圧式（PC）

従圧式（pressure control：PC）呼吸では，人工呼吸器は吸気を通して一定のP_{AW}を維持する。臨床医は，吸気開始時に適用される**駆動圧**（DP）を調節することでP_{AW}を設定する。したがって，P_{AW}はDPと設定PEEPとの和である。また，吸気時間または吸気時間と呼気時間の比率（I：E比）も設定する必要がある。

以上より，PC呼吸は，圧固定，時間サイクルである。後述するように，1回換気量と吸気フローは可変で，気道抵抗，呼吸器系コンプライアンスおよびP_{AW}とP_{ALV}間の圧勾配に依存する。PC呼吸は，ACおよびSIMVモードでのみ使用できる。

図4.7は，受動的なVCおよびPC呼吸におけるP_{AW}，P_{ALV}，フローおよび換気量それぞれの曲線の違いを示している。では，こうした違いがなぜ発生するのか考えてみよう。

第1章で，気道抵抗（レジスタンス）はP_{AW}とP_{ALV}の間の圧勾配をフロー（$\dot{V}$）で割った値に等しい，と説明したのを思い出してほしい。

$$R = (P_{AW} - P_{ALV})/\dot{V} \qquad (4)$$

この式をアレンジすると，任意のフロー（$\dot{V}t$）を算出できる。

$$\dot{V}t = (P_{AW} - P_{ALV})/R \qquad (5)$$

PC呼吸ではP_{AW}は一定なので，式（5）から，フローが最高値になるのはP_{ALV}が最低値になる吸気開始時であることがわかる。その後，肺が拡張するにつれP_{ALV}が増加し，P_{AW}とP_{ALV}の圧勾配が小さくなるため，フローは徐々に減少し，P_{AW}とP_{ALV}が等しくなるとフローは停止する。また，フロー-時間曲線の形状から，あるいはフローは単純に時間あたりの換気量であるから，肺の容量はVC呼吸のときよりもPC呼吸のほうがはるかに急速に増加する。

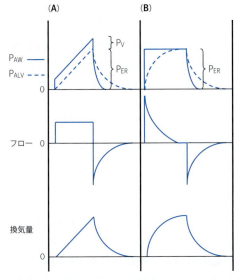

図 4.7 受動的VC呼吸（**A**）とPC呼吸（**B**）における圧力，フロー，換気量それぞれの曲線の違いを示す。

また，図4.7AとBにおける吸気終末P_{ALV}（P_{ER}）は，換気量が同じなので等しい。しかし，PC呼吸では吸気終末にフロー（およびP_V）が最小限かゼロになるため，VC呼吸よりも吸気終末P_{AW}（P_{PEAK}）は低くなる。

ここで，駆動圧，気道抵抗およびコンプライアンスを変えると，PC呼吸がどのような影響を受けるかを見てみよう（図4.8）。まず，吸気フローから始めよう。式(5)でも示したとおり，もし駆動圧（したがってP_{AW}）を増加させると，フローも吸気を通して増加しなくてはならない（図4.8B）。もし気道抵抗が高いと，フローおよびガスが肺に流入する速度は落ちなくてはならない（図4.8C）。このことは，P_{AW}とP_{ALV}が平衡に達するまでより長い時間がかかるため，吸気フローの持続時間も長くなることを意味する。図4.8Cに示すように，設定したT_Iが短すぎて，P_{AW}とP_{ALV}が平衡に達するのに十分な時間がないと，吸気終末においてもフローが遷延してしまう。もしコンプライアンスが低いと（図4.8D），P_{ALV}は急速に上昇してP_{AW}と平衡に達するため，吸気フローの持続時間は短縮する。

今度は1回換気量を見てみよう。第1章で述べたとおり，コンプライアンス（C）は，圧力の変化（ΔP）と，それによって生じる肺容量の変化（ΔV）の比であることを思い出そう。

$$C = \Delta V / \Delta P \tag{6}$$

式(6)をアレンジすると，PC呼吸によって供給される1回換気量(V_T)は，呼気終末におけるP_{ALV}(P_{ALVee})と吸気終末におけるP_{ALV}(P_{ALVei})との差，および呼吸器系のコンプライアンスによって決まることがわかる。

$$V_T = (P_{ALVei} - P_{ALVee}) \times C \tag{7}$$

通常は吸気終末においてP_{ALV}とP_{AW}は等しいため，式(7)はさらに以下のように書き換えることができる。

$$V_T = (P_{AW} - P_{ALVee}) \times C \tag{8}$$

これは，V_Tは駆動圧(DP)とともに上がり(図4.8B)，呼吸器系のコンプライアンスとともに低下する(図4.8D)ことを意味する。また，式(7)と図4.8Cからも予想されるとおり，吸気終末になってもP_{AW}とP_{ALV}が平衡に達することができないくらい気道抵抗が高い場合にも(つまり$P_{ALVei} < P_{AW}$)，V_Tは低下する。

一方，DPの低下，気道抵抗の低下，呼吸器系のコンプライアンスの増加では，図4.8で起こったこととは逆のことが起こる。

VC呼吸中では，患者の呼吸努力があるとP_{AW}は低下するが，吸気フローや換気量は変わらない(図4.6)。PC呼吸中では，P_{AW}は一定に保たれるが，

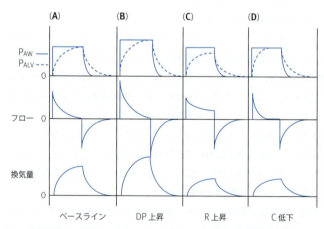

図4.8 PC呼吸において，駆動圧(DP)，気道抵抗(R)の上昇，およびコンプライアンス(C)の低下が，フローと換気量に与える影響を示した図。

フローや換気量は患者の呼吸努力によって変化する。なぜなら，吸気努力はP_{ALV}を低下させる一方，P_{AW}-P_{ALV}較差を増加させるからである。つまり，吸気努力が強いほど，患者はより多くのフローおよび換気量を受けることができる。ただ，実際にはPC呼吸ではT_Iが比較的短く設定されていることが多いため，患者の吸気努力がフローや換気量を変えるほどにはならない。

さあ，これでPC呼吸の基礎が理解できたと思う。今度はPEEPの影響について考えてみよう（図4.9）。第1章で，$PEEP_T$は呼気終末のP_{ALV}であり，意図的に負荷された外因性PEEP（$PEEP_E$）と，呼気時間（T_E）が不十分なために発生する内因性PEEP（$PEEP_I$）との和である，と説明したことを思い出そう。つまり，式(8)は以下のように書き換えることができる。

$$V_T = (P_{AW} - PEEP_T) \times C \tag{9}$$

人工呼吸器は，$PEEP_E$に対してP_{AW}を補正することができるため（つまり$P_{AW} = DP + PEEP_E$），DP，フローおよび1回換気量は変化しない（図4.9B）。しかし，残念ながら人工呼吸器は$PEEP_I$を察知したり，それによってP_{AW}を

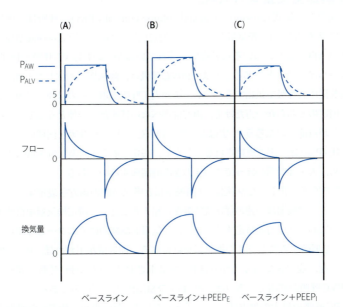

図4.9 PC呼吸において，(**A**) PEEP=0，(**B**) $PEEP_E$=5 cmH$_2$O，(**C**) $PEEP_I$=5 cmH$_2$O の場合の圧力，フロー，換気量曲線。駆動圧，フロー，換気量は$PEEP_E$によっては変化しないが，$PEEP_I$がかかると低下する。

補正することはできない(第6章参照)。したがって、$PEEP_I$と$PEEP_T$が増加すると、DP($P_{AW}-PEEP_T$)、1回換気量およびフローはすべて低下する(図4.9C)。なので、強制呼吸回数を上げたり、T_Iを長くしたりといった、T_Eを短縮してしまうような行為はとりわけ注意が必要である。V_Tを極端に下げてしまう恐れがある。

PC呼吸のまとめ

特徴：
- 圧固定
- 換気量可変
- フロー可変
- 時間サイクル
- ACおよびSIMVモードで使用可能

臨床医が設定するパラメータ：
- 駆動圧
- 吸気時間

圧調節型従量式(PRVC)

圧調節型従量式(pressure-regulated volume control：PRVC)呼吸は、従量式プラス(VC+)、換気量ターゲット型従圧式(VTPC)、換気量保証型従圧式(VAPC)などいろいろな名称で呼ばれているが、いわばVC呼吸とPC呼吸のハイブリッドである。要は、PRVC呼吸は、臨床医の設定した1回換気量を従圧式呼吸で供給する。でも、確か人工呼吸で選べるのは換気量固定か圧固定のどちらか一方だけで、両方は選べないはずだ。一体どうしてこんなことが可能なのだろう？ 実はこうだ。PRVCでは、PC呼吸と同様に、気道内圧(P_{AW})は一定に維持される。しかし、設定された1回換気量を供給するため、人工呼吸器のほうでこの圧力を随時調節するのである。

PRVCを選択した臨床医は、1回換気量と吸気時間の両方を設定する。まず、人工呼吸器は一連の従圧式呼吸を供給することで、設定換気量を供給するのに必要な圧力を特定する。次に、呼気量を継続的にモニターしながら、P_{AW}を調節することでこの換気量を維持する。換気量が下がれば、P_{AW}を増加させ、逆に換気量が上がればP_{AW}を低下させる。VCやPC呼吸と同様、PRVC呼吸が利用できるのは、ACおよびSIMVモードのみである。

PC呼吸の最大の欠点は、コンプライアンス、気道抵抗、患者の呼吸努力や$PEEP_I$の変化によって1回換気量(および分時換気量)が大きく変化するということだったが、PRVCではこれを防ぐことができる。PRVCではP_{AW}

を調節することでこれらの要因を補正できるため，PC呼吸特有の換気量のばらつきというものがなくなる。

PRVC呼吸のまとめ
特徴：
- 換気量固定
- 圧可変（患者間および呼吸間）
- フロー可変
- 時間サイクル
- ACおよびSIMVモードで使用可能

臨床医が設定するパラメータ：
- 1回換気量
- 吸気時間

圧サポート（PS）

PC呼吸と同様に，圧サポート（pressure support：PS）呼吸でも一定のP_{AW}が維持される。ここでは，臨床医が設定した駆動圧（最近ではサポート圧ともいう）と$PEEP_E$の和である。しかし，PC呼吸と異なり，吸気時間は設定されない。その代わり，吸気フローがあらかじめ設定された低値を下回ったときに人工呼吸器はサイクルされる。つまり，PS呼吸は圧固定，フローサイクルなのである。PS呼吸はSIMV，自発呼吸，バイレベルモードで利用できる。

PS呼吸は圧固定であるため，PC呼吸と同様，設定圧，呼吸器系のコンプライアンスとレジスタンス（気道抵抗），$PEEP_I$によって吸気フローと1回換気量は左右される（図4.8）。また，PC呼吸と同様，患者の吸気努力がP_{ALV}を低下させ，$P_{AW}-P_{ALV}$較差を増加させるため，患者が吸気フローや1回換気量を調節することが可能である。

PS呼吸とPC呼吸の大きな違い，いや巨大な違いは，それらのサイクルの仕方だ。PS呼吸では，吸気フローがある閾値を下回るまでは停止しないため，患者が吸気時間を決めることができる。したがって，例えば患者の吸気努力が微々たるものであるとすると，T_Iは短くなり，吸気フローや1回換気量は設定サポート圧，呼吸器系のコンプライアンスとレジスタンスのみによって決まる。一方，患者の吸気努力が大きい場合，吸気相は患者が吸うのをやめるまで終わらないため，吸気フローと1回換気量ははるかに大きくなる。患者の吸気努力がT_I，フロー，換気量に与える影響を図4.10に示した。

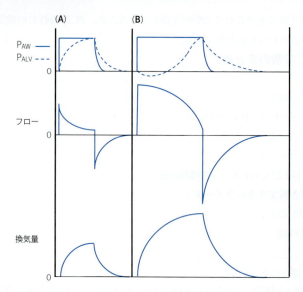

図 4.10 PS 呼吸において，(**A**) 患者の吸気努力が最小限の場合と (**B**) 最大限の場合での圧力，フロー，換気量の経時的変化。フロー，換気量，吸気時間は患者の吸気努力とともに増加する。

PS 呼吸のまとめ

特徴:
- 圧固定
- 換気量可変
- フロー可変
- フローサイクル
- SIMV，自発呼吸，バイレベルモードで使用可能

臨床医が設定するパラメータ:
- サポート圧

換気量サポート (VS)

一定の P_{AW} を維持しながら臨床医が設定した1回換気量を供給するという意味では，換気量サポート (volume support：VS) 呼吸は PRVC に似ている。PRVC 呼吸と同様，呼気で1回換気量をモニターしながら P_{AW} を調節する。違うのは，PRVC では PC 呼吸を用いていたのに対して，VS 呼吸では PS 呼吸を用いるという点だ。VS 呼吸では，P_{AW} を調節することによって，コン

プライアンス，気道抵抗，PEEP$_i$や患者の呼吸努力による影響を打ち消すため，PS呼吸の弱点である換気量の著しい変動を防ぐことができる。PS呼吸では，患者が吸気時間，フローおよび換気量をコントロールできるため，圧力の調節は，患者の吸気努力に合わせて行う。ほとんどの人工呼吸器では，VS呼吸は自発呼吸でしか使用できない。

VS呼吸のまとめ
特徴：
- 換気量固定
- 圧可変（患者間および呼吸間）
- フロー可変
- フローサイクル
- 自発呼吸モードのみで使用可能

臨床医が設定するパラメータ：
- 1回換気量

いつ，どうやって換気モードと呼吸タイプを選ぶか

ある患者に対して，どのように換気モードと呼吸タイプを選ぶべきか？　その簡単な方法を教えよう。といっても，実は非常に単純なのだ。

人工呼吸が必要となるような患者の経過は，大きく2段階に分けられる。まず第1段階を「重症期」と呼ぼう。この時期の患者は人工呼吸器からの多大なサポートを必要とする。もし患者が生き延びたなら，人工呼吸器が不要になるまでに改善することが多い。この第2段階を「回復期」と呼ぼう。

重症期にある患者に最も一般的に使用されるのがACモードであり，これには理由がいくつかある。まず，ACモードでは強制呼吸回数が規定されるため，必要かつ安全な最低限の分時換気量（したがって，Pa$_{CO_2}$およびpH）が約束される。次に，追加的な自発呼吸を可能にすることで，最適なCO_2クリアランスに必要な換気量を患者が決定できる。最後に，ACモードは患者の呼吸努力や呼吸仕事量を格段に軽減できる。強制呼吸だろうが自発呼吸だろうが，すべての人工呼吸の1回換気量が同じで，たとえ微弱な吸気努力でもトリガーされるからである。このことは，自発呼吸が十分にできない患者にとっては明らかに大事なことである。

他のどのモードも，重症期の患者にはあまり適していない。自発呼吸モードは，強制呼吸を供給しないため安全でない。SIMVモードも，患者が自発

呼吸でどれだけの換気量を生成できるかによって，十分な分時換気量が確保できるかが変わってくるという問題がある。しかも，それによって患者の呼吸仕事量を増大させることにもなる。バイレベルモードも，PS呼吸を使用するため，SIMVと同様の問題点がある。たまに，急性呼吸促迫症候群（ARDS）患者において無気肺の肺胞をリクルートすることで酸素化を改善する，という理由でバイレベルモードを用いることがある（第11章参照）。しかし，ARDS患者にルーチンにバイレベルモードを使ってもよいというエビデンスはない。

いったんACモードを選択したら，次はVC，PC，PRVCの3つの呼吸タイプから1つを選ばなくてはならない。考えてみると，重症期の患者には，設定換気量を確実に供給できるVC呼吸が最も適している。これらの患者の吸気努力，コンプライアンスおよびレジスタンスは頻繁に，かつ不規則に変動するからである。PRVC呼吸も，換気量固定であるから妥当な選択である。一部の臨床医は，吸気フローを患者がコントロールできるPRVCのほうが患者にとっては快適であると信じている。また，PRVCのほうがP_{ALV}が速く上昇し，平均P_{ALV}がVC呼吸のとき（図4.7）よりも高くなるため，肺胞をリクルートし，酸素化を改善する目的でARDS患者にPRVCを積極的に使う場合もある。一方，PC呼吸は換気量可変であるため，重症期の患者にはまず使わない。

では，回復期に入った患者についてはどうだろう？ 第12章でも詳しく説明するが，患者が自発呼吸を再開できるかどうかを判断するには，「自発呼吸トライアル」を使用する。自発呼吸トライアルは，「Tピース」を用いる場合のように，まったく人工呼吸器を使わない純粋な自発呼吸で行う場合もあれば，人工呼吸器に乗ったままでACモードから自発呼吸モードに切り替え，少しの圧サポート（例えば5 cmH$_2$O）を続けながら行う場合もある。個人的には，後者のほうを私は好む。自発呼吸トライアルを行う呼吸療法士にとっても楽だし，人工呼吸器のアラーム機能をそのまま使うことができるからだ。いずれにせよ，患者が30〜60分十分な自発呼吸を維持できたら，抜管を検討する。自発呼吸トライアルで惨めな結果を出した患者は，ACモードに戻ってしまう。

全然簡単じゃないよ，という読者のために思い切り簡単にまとめる。
- 呼吸不全を伴う重症患者には，ACモードでVC呼吸またはPRVC呼吸を使用する。
- 患者の自発呼吸能力を評価するには，ACモードから自発呼吸モードに変更し，低レベルのPS呼吸を追加する。

参考文献

1. Blanch PB, Jones M, Layon AJ, et al. Pressure-preset ventilation. Part 1: Physiologic and mechanical considerations. *Chest* 1993; 104: 590-599.
2. Blanch PB, Jones M, Layon AJ, et al. Pressure-preset ventilation. Part 2: Mechanics and safety. *Chest* 1993; 104: 904-912.

これらは，圧設定型の人工呼吸の生理について述べた古典的な文献で，2つのパートからなる。

Chapter 5

人工呼吸器の設定

John W. Kreit

第3章と4章では人工呼吸器に関する用語，換気モードおよび呼吸タイプについてあらゆることを学んだので，いよいよ人工呼吸器の設定をしてみよう。段階的に一歩ずつ着実に学んでいけば，実はそれほど難しくないことに気づくだろう。

本章は次の3つに分かれている。
- 初期設定：挿管直後にどのような設定にするか
- 設定の調整：患者の病態に合わせてどのように設定を変化させるか
- 人工呼吸器からの離脱（ウィーニング）：「自発呼吸トライアル」をどのように行うか

人工呼吸器の初期設定

ステップ1：換気モードを選ぶ

人工呼吸器のモードは4つあることを思い出してほしい。すなわち，補助・調節（AC）換気，同期式間欠的強制換気（SIMV），自発呼吸，バイレベル換気だ。第4章で取り上げたように，呼吸不全を患う重症患者にはACモードが理想的である。臨床医が設定した最低限の強制呼吸回数が確保される一方，患者は総呼吸回数を決めることができるだけでなく，吸気努力や呼吸仕事量をほとんど必要としない。

- 人工呼吸器の初期設定では，常にACモードを選ぼう。

ステップ2：呼吸タイプを選ぶ

ここでは5つの呼吸タイプから選べる。すなわち，従量式（VC），従圧式（PC），圧調節型従量式（PRVC），圧サポート（PS），換気量サポート（VS）である。第4章でみたように，最初はとりあえず，すべての患者にVCまた

はPRVC呼吸を使うのが望ましい。この2つの呼吸タイプでは、臨床医が換気量を設定できるからだ。ACモードでVCまたはPRVC呼吸を用いることで、安全な最低限の分時換気量が確保できる。

- ACモードでVCまたはPRVC呼吸を選ぼう。

ステップ3：呼吸タイプに応じた設定をする

各呼吸タイプによって特定のパラメータを設定する必要があることを思い出してほしい。つまり、ステップ2でどの呼吸タイプを選んだかによって、このステップは異なる。VC呼吸を選択した場合は、1回換気量（V_T）、ピークフロー、フロープロファイル（固定フローまたは下降フロー）を設定する。PRVC呼吸を選択した場合は、V_Tと吸気時間（T_I）を設定する。

- VC呼吸
  - 1回換気量
    - 約10 mL/kg IBW[1]
    - <6 mL/kg IBW（急性肺傷害、ARDS[2]の場合）
  - ピークフロー
    - 60～80 L/分
  - フロープロファイル
    - 一般的には下降フロー[3]に設定する
- PRVC呼吸
  - 1回換気量
    - VC呼吸と同じ
  - 吸気時間
    - 0.6～0.8秒

ステップ4：その他の基礎設定をする

吸入酸素濃度（F_{IO_2}）

低酸素は最悪だ！　まずは高F_{IO_2}から開始し、可能なら後から濃度を下げればよい。低く始めて徐々に上げていく…なんてことは絶対にしてはダメだ！

- 挿管前に高酸素濃度が必要だった患者には、通常$F_{IO_2}=1.0$から開始する。
- 急性高二酸化炭素血症の患者で、中等度の酸素濃度のみ必要だった場合は、$F_{IO_2}=0.5$から始めてもよい。

---

[1] IBWとは理想体重（ideal body weight）の略。
[2] 急性呼吸促迫症候群（ARDS）の詳細は第11章参照。
[3] 通常、患者にとっては下降フローのほうが固定フローよりも苦痛が少ない。

強制呼吸回数

これは毎分何回呼吸が行われるかを保障するもので，ACモードでは必ず設定しないといけない。

- 初期設定では通常，8〜12回/分に設定する。

呼気終末陽圧（PEEP）

PEEPは虚脱した肺胞（無気肺）を開放，すなわち「リクルート」することで動脈血酸素分圧（Pa_{O_2}）を改善する。特に肺炎，心原性肺水腫，急性肺傷害，ARDSなど肺胞充填疾患の患者に有用である。多くの病院では，無気肺予防に5 cmH_2O 程度のPEEPをルーチンで使っている。

- 肺胞充填疾患の患者では，PEEPを5 cmH_2O から開始する。
- その他の患者では，PEEPを0〜5 cmH_2O に設定する。

トリガータイプ

細かい話をすれば，圧トリガーに比べてフロートリガーでは，患者の吸気努力発生から換気開始までの時間が短いため，呼吸仕事量が少ない。しかし実際は，その差が臨床的に問題となることはなく，どちらのトリガーを選択してもよい。圧トリガーとフロートリガーの詳細については，第3章を読み直してほしい。

- 圧トリガーまたはフロートリガーを選択する。

トリガー感度

圧トリガーでは圧感度を陰性にするほど，また，フロートリガーではフロー感度を陽性にするほど，人工呼吸器のトリガー感度は下がり，患者の吸気努力がより必要となる。

- 圧トリガーでは，圧感度を−1か−2 cmH_2O に設定する。
- フロートリガーでは，フロー感度を1か2 L/分に設定する。

まとめ

以下に，人工呼吸器の初期設定の例を示す。

換気モード	AC	F_{IO_2}	1.0
呼吸タイプ	VC	強制呼吸回数	10回/分
1回換気量	600 mL	PEEP	5 cmH_2O
ピークフロー	60 L/分	トリガータイプ	圧トリガー
フロープロファイル	下降フロー	トリガー感度	−2 cmH_2O

人工呼吸器設定の調整

初期設定後も，人工呼吸器管理中は適宜，設定を変更していく必要がある。ほとんどの場合は，以下の4つのシナリオのどれかに対応する変更である。

Pa_{O_2}およびSp_{O_2}高値

先の私のアドバイスどおり，高F_{IO_2}から始めていたら，最初の動脈血ガスを見てF_{IO_2}を下げるはめになることが多い。また，患者の肺の病態が改善したために，F_{IO_2}を下げることが可能になる場合もある。Pa_{O_2}が70～90 mmHgの間にあり，動脈血酸素飽和度(Sa_{O_2})が92～95％の間にある限り，F_{IO_2}は下げるべきである。残念ながら，F_{IO_2}の変化がPa_{O_2}およびSa_{O_2}に与える影響を予測することは難しい(第1章の図1.21参照)。

よい方法を教えよう。まず，パルスオキシメータで測定した酸素飽和度(Sp_{O_2})が正確であることを(第6章参照)，動脈血ガスのSa_{O_2}と比較して確認する。もし正確であるなら，Sp_{O_2}が95％以上である限り，F_{IO_2}を少しずつ下げる。なぜ95％かというと，どんな理想的な状況でも，Sp_{O_2}には3％程度の誤差があるからだ。それ以上に下げたい場合は，Pa_{O_2}およびSa_{O_2}を見ながらでないといけない。

Pa_{O_2}およびSp_{O_2}低値

ARDS患者では，たとえ$F_{IO_2}=1.0$の酸素を投与していても，病気の進行によってPa_{O_2}とSa_{O_2}が危機的に低くなるときがある。そのような場合，以下のいずれかの方法で，虚脱した肺胞を開放，もしくは「リクルート」することにより肺内シャントを減らす必要がある(第11章参照)。吸気・呼気を通じた肺胞内圧(P_{ALV})の平均を平均肺胞内圧(mean alveolar pressure：MAP)と呼ぶが，一般的には，MAPを上げると肺胞のリクルートメントおよびPa_{O_2}は増加する。

- PEEPを増やす

通常，PEEPを増やすとPa_{O_2}は上昇する。しかし，要注意。PEEPによって胸腔内圧が上がると，静脈還流量が減少し，左室の前負荷が減少するため，心拍出量も低下し，組織への酸素供給量が減少する(第10章参照)。組織灌流を注意深くモニターしながら，必要に応じてPEEPは2～5 cmH$_2$Oずつ上げていこう。20 cmH$_2$Oを超えるPEEPを要することはほとんどない。

- VCからPRVCまたはPC呼吸に変更する

第4章で学んだとおり，P_{ALV}は，PRVCまたはPC呼吸でのほうがVC呼吸

よりもはるかに速く上昇する。それによってMAPもわずかに上昇するため、酸素化がある程度改善する。設定した1回換気量が保証されるという点では、PRVCのほうがPCよりも使いやすい。

● I：E比を増やす

P_{ALV}は常に吸気中のほうが呼気中よりも高いため、吸気時間と呼気時間の比率（I：E比）を増やすことは、MAPを上げる確実な手段である。患者がPCもしくはPRVC呼吸を受けている場合は、T_Iを長く設定すればよいだけなので簡単だ。VC呼吸では、プラトー時間（第3章と11章参照）を設定することでI：E比は増やせる。ただし、高PEEPと同様に、高I：E比は胸腔内圧を上げ、静脈還流量、心拍出量、そして組織への酸素供給量を下げる可能性がある。

なお、一酸化窒素（NO）や腹臥位など、ARDS患者の酸素化を改善するための他の方法については、第11章で説明する。

呼吸性アシドーシス

第1章では、体内で産生されたCO₂を排泄するのに十分な肺胞換気ができないと、高二酸化炭素血症および呼吸性アシドーシスになることを学んだ。さらに、これが分時換気量（$\dot{V}_E$）の低下、死腔換気量（$\dot{V}_D$）の増加、またはCO₂産生量（$\dot{V}_{pCO_2}$）の増加で起こることも学んだ。

$$Pa_{CO_2} \alpha \dot{V}_{pCO_2}/(\dot{V}_E - \dot{V}_D) \qquad (1)$$

重症患者の治療をしている場合、現実的には、患者の$\dot{V}_{pCO_2}$や$\dot{V}_D$を大きく下げることはまずできない。したがって、根底の原因がどうであれ、呼吸性アシドーシスに対してできるのは、$\dot{V}_E$を増加させることだけだ。動脈血ガスを追いながらゆっくりと$\dot{V}_E$を増加させる、というトライアル＆エラー的なやり方も可能だが、もっとよい方法がある。もし、ある程度の間は$\dot{V}_{pCO_2}$と$\dot{V}_D$は一定であると仮定するならば、Pa_{CO_2}は$\dot{V}_E$と反比例することになる。したがって、式(1)は以下のようになる。

$$Pa_{CO_2} \alpha 1/\dot{V}_E \qquad (2)$$

そうすると、現時点でのPa_{CO_2}（すなわち$Pa_{CO_2}\#1$）と$\dot{V}_E$（$\dot{V}_E\#1$）の比率がわかるため、望ましいPa_{CO_2}（すなわち$Pa_{CO_2}\#2$）にするために必要な$\dot{V}_E$（$\dot{V}_E\#2$）が算出できるのである[†4]。

[†4] 訳注：式(3)は、高二酸化炭素血症の患者の人工呼吸器を設定するうえでも有用である。

$$Pa_{CO_2}\#1/\dot{V}_E\#2 = Pa_{CO_2}\#2/\dot{V}_E\#1 \qquad (3)$$

1回換気量が変わらなければ[†5]，$\dot{V}_E$の代わりに呼吸回数（RR）を用いて，以下のように式を書き換えることができる。

$$Pa_{CO_2}\#1/RR\#2 = Pa_{CO_2}\#2/RR\#1 \qquad (4)$$

RR#2は，以下の式で求めることができる。

$$RR\#2 = (Pa_{CO_2}\#1/Pa_{CO_2}\#2) \times RR\#1 \qquad (5)$$

つまり，もし人工呼吸器で毎分10回換気されている患者がいて，そのPa_{CO_2}が65 mmHgだったとすると，Pa_{CO_2}を40 mmHgに減らすためには，(65/40)×10，つまり毎分約16回換気すればよいことになる。

呼吸性アルカローシス

正常のPa_{CO_2}を維持するのに必要な分時換気量を超えると，低二酸化炭素血症や呼吸性アルカローシスが起こる。これらは，患者の動揺や苦痛によるものが多く，適切な鎮痛や鎮静によって改善する。しかし，もっと頻繁に起こるのは，強制呼吸回数の設定が高すぎる場合である。これは，人工呼吸器で設定した強制呼吸回数と，患者の実際の呼吸数を比較すれば簡単にわかる。双方が同じなら，呼吸性アルカローシスは医原性で，強制呼吸回数を減らさないといけない。

　この際，上記の方法で，Pa_{CO_2}とpHを正常化するのに必要な強制呼吸回数を予測することもできるが，単に患者の自発呼吸が出るまで強制呼吸回数を減らすこともできる。

人工呼吸器からの離脱（ウィーニング）

呼吸不全の原因となった疾患が完治，もしくは十分に改善した場合には，患者の抜管が可能かどうかを検討する必要がある。そのためには，1回換気量，呼吸回数，肺活量などいくつかのパラメータを，「自発呼吸トライアル」中に評価する必要がある。これらのトライアルは，患者を人工呼吸器から外した純粋な自発呼吸トライアルの場合もあるが，最小限の圧サポート（PS）呼吸で行う場合もある。私は後者のほうが好きだ。なぜなら，人工呼吸器の

[†5] 逆に，1回換気量（V_T）を変えてしまうと，死腔量と換気量の比（V_D/V_T）が変わり，特定のPa_{CO_2}を維持するために必要な$\dot{V}_E$まで変化してしまうことを第1章で学んだのを覚えているだろうか。V_TではなくRRのほうを変えるのはそのためだ。

アラーム機能を維持できるし，挿管チューブを通して呼吸することで必要になる労力を補うサポートがかけられるし，なにより患者を人工呼吸器から外したり，再びつなげたりといったことをしなくてすむからだ。

以下に，人工呼吸器につなげたままでの自発呼吸トライアルの一例を示す。

換気モード	自発呼吸	F_{IO_2}	ACと同じ
呼吸タイプ	PS	トリガータイプ	圧トリガー
圧サポートレベル	5 cmH$_2$O	トリガー感度	－2 cmH$_2$O
PEEP	5 cmH$_2$O		

第12章ではもう少し，人工呼吸器からの離脱（ウィーニング）について掘り下げる。

人工呼吸患者の生理学的評価

Chapter 6

John W. Kreit

第1章では，呼吸生理の基本を勉強した。酸素化と換気を利用して，どのように呼吸器系が動脈血の酸素分圧（Pa_{O_2}）と二酸化炭素分圧（Pa_{CO_2}）を正常に保っているのかがよく理解できたと思う。本章では，その酸素化や換気が疾患によってどの程度の影響を受けているのか，ベッドサイドで評価する方法を伝授する。さらに，呼吸器系の弾性や粘性，そしてコンプライアンスやレジスタンスを用いて，どのように換気力学（呼吸力学）を評価するかについても言及する。

酸素化の評価

動脈血酸素分圧（Pa_{O_2}）

疾患が酸素化に与える影響を直接知るためには，動脈採血をしてPa_{O_2}を測定すればよい。肺疾患は，それが主に気道を侵すものだろうと肺実質や血管を侵すものだろうと，結局は，換気-血流（V/Q）ミスマッチ，右-左シャント，O_2分子の拡散障害のいずれかのメカニズムによってPa_{O_2}低下をきたす。

動脈血酸素飽和度（Sa_{O_2}）

Sa_{O_2}は，ヘモグロビン（Hb）全体に占める，酸素と結合したヘモグロビン〔酸化ヘモグロビン（O_2Hb）〕の割合であり，通常パーセント表示される。

$$Sa_{O_2} = (O_2Hb/Hb) \times 100 \qquad (1)$$

ヘモグロビンには，酸化ヘモグロビン，還元ヘモグロビン（HHb），メトヘモグロビン（MetHb），そして一酸化炭素ヘモグロビン（COHb）がある。通常，後者2つは微量でしか存在しない。

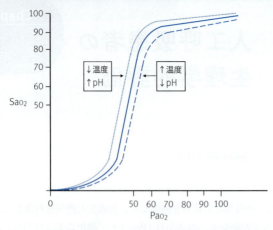

図6.1 ヘモグロビンの酸素解離曲線。曲線は体温やpHに応じて変化する。

$$Hb = O_2Hb + HHb + MetHb + COHb \qquad (2)$$

Sao_2は，COオキシメトリーという技術で測定される。これは，上記の各ヘモグロビン間では吸収しやすい光が異なること（分光吸光特性）を利用している。COオキシメータは，各ヘモグロビンが吸収しやすい4つの波長の光を発する。血液サンプルで各波長の光がどれだけ吸収されたかを測定することによって，各ヘモグロビンの濃度が正確に測定できる。そして式（1）と（2）からSao_2が算出できる。

Pao_2とSao_2の関係は，**ヘモグロビンの酸素解離曲線**で示すことができる（図6.1）。その曲線状の関係から，Pao_2が60 mmHg以上だと，Sao_2はほとんど変わらないが，それ以下だと，わずかなPao_2の変化でもSao_2は大きく変動する。図6.1のように，体温が上がったりpHが下がると（アシデミア），曲線は右にシフトする。つまり，同じPao_2ではSao_2は低下する。逆に，低体温やアルカレミアでは曲線は左にシフトする。

ここで要注意！ COオキシメトリーは必ずしもすべての検査部で使われていない。たまに，Pao_2を測定し，酸素解離曲線を用いてSao_2を算出している施設もある。問題なのは，こういった計算方法では，MetHbやCOHbの濃度が微小であると仮定している点だ。

パルスオキシメトリー

COオキシメトリーと同様に，パルスオキシメトリーも，動脈血に吸収され

た光の量を測定することでその酸素飽和度を計算する。ただし，2つの重要な違いがある。まず，パルスオキシメータは，酸化ヘモグロビンと還元ヘモグロビンそれぞれが最も吸収しやすい2種類の波長の光のみを発する。次に，それらの光は，採血した血液サンプルではなく，組織（通常は指先）に照射される。したがって，そのソフトウェアは，拍動する動脈血に吸収された光の量を正確に測定するためには，組織や静脈血に吸収された光を加味しなくてはならない。パルスオキシメータで測定された酸素飽和度は通常Spo_2と呼ぶが，上記2つの光の吸光度を，一般的な基準値と比較することで算出している。

パルスオキシメトリーの魅力は，非侵襲的かつ経時的に動脈血酸素飽和度を測定し表示できることだ。理想的な状態では，Spo_2の誤差は，COオキシメトリーを用いて測定したSao_2の±3％以内である。しかし残念なことに，患者側の要素によって，大きな誤差が出ることがある。例えば，低血圧や低灌流の患者では，動脈の拍動を感知して吸光度を測定することが不可能なため，パルスオキシメータは信頼できない。たとえ画像上は正常な波形が表示されていたとしても，そのSpo_2が正確である保証はない。もう1つの問題は，パルスオキシメータが酸化ヘモグロビンと還元ヘモグロビンしか測定しないため，MetHbやCOHbが高値である場合にも大きな誤差が出るという点だ。さらに，Spo_2とSao_2の間でまったく説明できない大きな誤差が生じることもよくある。こうした問題から，ベッドサイドでは毎日，あるいはせめて2日に1回はSao_2を測定し，Spo_2が正確であることを確認しよう。低血圧や低灌流，波形が出ていない患者や重篤な低酸素血症患者では，もっと頻繁に測ってもよいだろう。

肺胞-動脈血酸素分圧較差（A-a較差）

A-a較差とは，$P_{(A-a)}O_2$と表記されることもあるが，計算値である肺胞の平均酸素分圧（P_{AO_2}）と測定値であるPao_2の差である。第1章でも学んだとおり，P_{AO_2}は以下の肺胞気式を用いて計算される。

$$P_{AO_2} = (P_B - P_{H_2O}) \times F_{IO_2} - (P_{ACO_2}/R) \qquad (3)$$

この式では，P_Bは大気圧，P_{H_2O}は肺の水蒸気分圧（47mmHg），F_{IO_2}は吸入酸素濃度，P_{ACO_2}は平均肺胞二酸化炭素分圧（$Paco_2$に等しいと仮定）である。Rは肺胞に流入するCO_2と肺胞から流出するO_2との比率，すなわち交換効率で，0.8と仮定する。この式ではF_{IO_2}が必要なため，患者がルームエア（F_{IO_2}＝21％）で呼吸しているか，閉鎖式回路で固定されたF_{IO_2}を投与さ

れている場合，つまり挿管されている場合でのみ計算することができる。

ここで，肺胞気式は，理想的な肺における肺胞および動脈血のP_{O_2}を予測するものであったことを思い出してほしい。理想的な肺とは，すべての肺胞で換気血流比（V/Q比）が同じである状態だ。しかし実際には，健康な肺でもV/Qミスマッチや微小な肺内シャントが存在するため，A-a較差の正常値は6～10 mmHgである。あらゆる肺疾患において，計算値P_{AO_2}が変わることなくPa_{O_2}が低下するため，$P_{(A-a)O_2}$は常に拡大する。

A-a較差を計算するのは大事だし，もちろん指導医のポイントもゲットできる。しかしPa_{O_2}，Sa_{O_2}，Sp_{O_2}と同様，F_{IO_2}に大きく依存するため，必ずしも疾患の重症度を反映する指標とはならない。第1章でも話したが，図6.2Aに示すように，V/Qミスマッチがある場合のPa_{O_2}とF_{IO_2}の関係は曲線的であり，疾患の程度や範囲に影響を受けるが，P_{AO_2}とF_{IO_2}の関係は直線的である。つまり，F_{IO_2}が0.21から1.0に上昇すると，A-a較差は最初は増加するが次第に低下する。これに対して，図6.2Bに示すように，肺内シャントがある程度存在する場合，F_{IO_2}を増加してもPa_{O_2}はほとんど変わらないため，P_{AO_2}やA-a較差は着実に増加する。

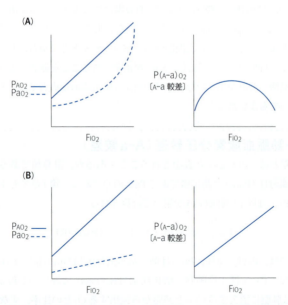

図6.2 (**A**) V/Qミスマッチのある患者，(**B**) 肺内シャントのある患者における，F_{IO_2}とPa_{O_2}，P_{AO_2}，$P_{(A-a)O_2}$との関係。図Aの場合，A-a較差は中等度のF_{IO_2}で最も高いが，図Bの場合，A-a較差はF_{IO_2}の増加に伴って増加する。

P：F比

疾患の重症度を測るもう1つの指標にP：F比がある。これは，Pa_{O_2}をF_{IO_2}で割った商である。例えばPa_{O_2}が80 mmHg，F_{IO_2}が0.8のとき，P：F比は80/0.8，つまり100になる。P：F比が低いほど酸素化異常の程度は重い。P：F比をA-a較差の代わりに用いることがよくある。F_{IO_2}による影響が少ないと思われているからだが，何の根拠もない。また研究分野では，P：F比＜300を急性肺傷害（ALI），P：F比＜200を急性呼吸促迫症候群（ARDS）と区別するのにも使われる。

静脈血混合とシャント比

酸素化不良の程度を評価するもう1つの方法は，静脈血混合（Q_{VA}/Q_T）を計算することだ。これは，心拍出量（Q_T）のうち，まったく換気されていない肺胞を灌流するために患者の動脈血酸素含量を下げている血流量の割合である。

$$Q_{VA}/Q_T = (Sc_{O_2} - Sa_{O_2})/(Sc_{O_2} - S\bar{v}_{O_2}) \qquad (4)$$

ここで，Sc_{O_2}，Sa_{O_2}，$S\bar{v}_{O_2}$はそれぞれ肺胞毛細血管，動脈血，混合静脈血の酸素飽和度を表し，Sc_{O_2}は100％と仮定される。

式を見てのとおり，Sa_{O_2}が低下すると静脈血混合は増加するため，他の指標と同様，F_{IO_2}に左右されることがわかる。

F_{IO_2}が1.0を切ると，静脈血混合は，低V/Q比領域とシャントの両方の程度と範囲を反映する。一方，F_{IO_2}が1.0であると，きわめて換気が不十分な肺胞を灌流する血流ですら完全に飽和されており，低V/Q比領域はもはや静脈血混合には影響しない。その場合，式(4)は心拍出量のうち，まったく肺胞気に曝されない血流の割合を表すことになり，これをシャント比（Q_S/Q_T）と呼ぶ。

酸素含量と供給量

人工呼吸器が必要なほど重篤な肺疾患をもつ患者では，酸素化に注目したいと思うのは当然のことだ。しかし，「木を見て森を見ず」または「卵からかえる前にひよこの数を数える」というようなことはしないでほしい。おっと，2番目の例はここでは関係ないが，いずれにせよ，これはよいアドバイスだ。つまり私が言いたいのは，Pa_{O_2}やSa_{O_2}，A-a較差，P：F比，静脈血混合などのパラメータを改善することが最終目的なのではない，ということ

だ。一番重要なのは、十分なO_2が生体の各臓器や組織に供給されているか、ということだ。だからこそ、ヘモグロビン濃度（Hb）や心拍出量（CO）を覚えておく必要がある。

動脈血に含まれるO_2の量〔動脈血酸素含量（Ca_{O_2}）〕は以下の式で計算される。

$$Ca_{O_2} = 1.34 \times Hb \times Sa_{O_2}/100 \quad (5)$$

Ca_{O_2}は、血液1dLあたりの酸素の量（mL/dL）として表される。1.34は完全に飽和したヘモグロビン1gが運搬する酸素の量（mL/g）を表し、Hbはg/dLで表す。

動脈により供給される酸素の量（$\dot{D}_{O_2}$）は、Ca_{O_2}とCOの積である。

$$\dot{D}_{O_2} = Ca_{O_2} \times CO \times 10 \quad (6)$$

$\dot{D}_{O_2}$は1分あたりの酸素の量（mL/分）で表し、COはL/分、Ca_{O_2}は10でかけることでmL/dLからmL/Lに変換される。厳密にはごく微量のO_2が血中に溶けているが、ここでは無視する。

酸素化の指標のみにとらわれると危険である、ということを示すありがちな例を2つ紹介する。まず、Pa_{O_2}やSa_{O_2}を改善することばかりに躍起になり、貧血を補正することを忘れている場合だ。例えば、Hbが7g/dLでSa_{O_2}が85％の患者がいた場合を考えてみよう。式（6）から、もしSa_{O_2}を92％まで上げることができたとしたら（まずできっこないが）、$\dot{D}_{O_2}$は7％上がる。一方、たとえSa_{O_2}が85％のままでも、輸血してHbを9g/dLまで上げることができたら、$\dot{D}_{O_2}$はなんと29％も上がる。

もう1つの例は、Pa_{O_2}やSa_{O_2}を改善しようとPEEPをかけすぎて、COを下げてしまう場合だ。例えば、ある患者に15cmH_2OのPEEPをかけて、Sa_{O_2}を85％から92％まで上げることに成功したら、ちょっとハッピーかもしれない。しかし、そのPEEPによって患者のCOが8L/分から6L/分に低下してしまい、結果として$\dot{D}_{O_2}$が17％も低下してしまったら、全然ハッピーではないだろう。

換気の評価

動脈血二酸化炭素分圧（Pa_{CO_2}）

くどいようだが、換気とは肺内外のガスの移動である。その機能は、体内からCO_2を排出し、Pa_{CO_2}を調節することだ。第1章では、Pa_{CO_2}は体内の

CO_2産生量($\dot{V}pCO_2$)と,肺からのCO_2排出量($\dot{V}_{ECO_2}$)とのバランスで決まることを説明した。

$$P_{ACO_2} = P_{aCO_2} \alpha \dot{V}pCO_2 / \dot{V}_{ECO_2} \tag{7}$$

CO_2排出量は,理想的な肺胞を毎分出入りするガスの量,つまり肺胞換気量($\dot{V}_A$)に直接比例する。

$$\dot{V}_{ECO_2} \alpha \dot{V}_A \tag{8}$$

肺胞換気量は,分時換気量($\dot{V}_E$)から死腔換気量($\dot{V}_D$)を引いたものであり,式(7)と(8)を組み合わせると以下のようになる。

$$P_{aCO_2} \alpha \dot{V}pCO_2 / (\dot{V}_E - \dot{V}_D) \tag{9}$$

ご覧のとおり,換気が十分かを評価する指標としては,P_{aCO_2}を測定するのがシンプルかつ効果的である。第2章でも触れたが,P_{aCO_2}の上昇,すなわち高二酸化炭素血症は,体内で産生されるCO_2の排泄に換気が追いついてないことを示唆する。式(9)から,これは$\dot{V}_E$の低下,$\dot{V}_D$の上昇,またはCO_2産生量の増加によって起こることがわかる。

逆に,低二酸化炭素血症(低P_{aCO_2})は肺胞換気が過多になると起こる。これは,しばしば生理的および心理的なストレスで起こるが,そのほかにも代謝性アシドーシス,敗血症,肝不全などで起こることがよく知られている。第5章でも触れたように,人工呼吸患者の低二酸化炭素血症は,通常は医原性で,人工呼吸器の強制呼吸回数を減らせば治る。

カプノグラフィ

P_{aCO_2}の測定は,換気の評価をするためのゴールドスタンダードともいえるものだが,他の血液ガス値と同様,侵襲的で持続的に測定できないという欠点がある。一方,吸気と呼気のP_{CO_2}を測定し,ディスプレー上に波形として表すカプノグラフィにはそういった欠点がなく,手術中の換気を評価するために麻酔科医はルーチンで使っている。同じ理由で,頻回に採血してP_{aCO_2}を測定するよりもカプノグラフィを用いて人工呼吸患者の換気を評価することが増えてきた。

カプノグラフィは,COオキシメトリーやパルスオキシメトリーと同様の原理でできている。CO_2に吸収される波長の赤外線を,挿管チューブと呼吸回路内のガスに通過させ,吸収された赤外線の量からP_{CO_2}を計算する。この値は,持続的に**カプノグラム**としてディスプレーに表示される。通常,

Y軸はP$_{CO_2}$を，X軸は時間または呼気量を表す。図6.3のとおり，時間カプノグラム波形は呼吸サイクルを通じてP$_{CO_2}$を表示するが，容量（呼気量）カプノグラムは呼気のみを表示する。

カプノグラムの呼気の部分は，一般的に3つのフェーズに分けて考える（図6.4）。フェーズⅠは，ガスが解剖学的死腔から出ていく過程に当たり，

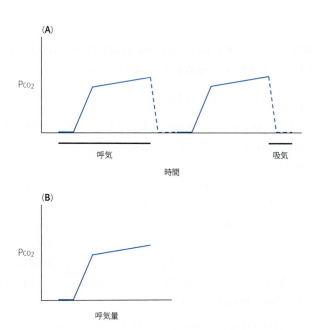

図6.3 時間および容量カプノグラム。呼気は実線，吸気は点線で示す。

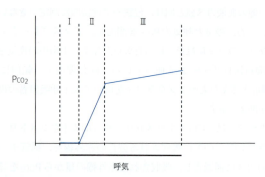

図6.4 時間および容量カプノグラムの呼気3フェーズを示したもの。

P_{CO_2}はゼロである。フェーズⅡでは，死腔のガスが肺胞気ガスと混ざるため，P_{CO_2}は急激に上昇する。フェーズⅢでは，肺胞気ガスのみが排出されているため，P_{CO_2}はゆっくりと最大値に達する。これを呼気終末二酸化炭素分圧（P_{ETCO_2}）という。吸気時には，新鮮なガスが人工呼吸器から供給されるため，P_{CO_2}は急激に下がる。

多くの場合，カプノグラフィはPa_{CO_2}の推定値として，P_{ETCO_2}をモニターするために用いられる。これは，Pa_{CO_2}とP_{ETCO_2}の差〔$P(a-ET)_{CO_2}$〕が小さく，変動もしないという仮定にもとづいている。実際，肺疾患がない場合は，P_{ETCO_2}はPa_{CO_2}よりも2〜5mmHg低いだけである。

しかし，カプノグラフィには臨床的に有用な使い方がもっとある。例えば，$P(a-ET)_{CO_2}$は総（生理学的）死腔量に直接影響される。これは，死腔が増え，肺のCO_2排出の効率が落ちるほど，P_{ETCO_2}が低下するからである。

さらに，Bohrの式を修正すると，$P(a-ET)_{CO_2}$から実際の死腔量を計算することもできる。

$$V_D/V_T = (Pa_{CO_2} - P_{ETCO_2})/Pa_{CO_2} \qquad (10)$$

第1章から，V_D/V_Tは死腔量と換気量の比であることを思い出してほしい。V_D/V_Tが上昇すると，各呼吸のCO_2排出効率は次第に落ちる。

最後に，カプノグラフィを用いて，解剖学的死腔量，肺胞死腔量，肺胞および死腔換気量，そして肺からのCO_2排出速度を正確に測ることもできる。その方法は，本書の域を超えてしまうため，あえて触れないが，興味があれば章末の参考文献を見てほしい。

もし，ICUで挿管管理されている患者のP_{ETCO_2}からPa_{CO_2}を推定するなら，$P(a-ET)_{CO_2}$が異常に増加している場合を知っておく必要がある。まず，呼吸不全に陥った患者の生理学的死腔とV_D/V_Tはたいてい著明に増加している。次に，心拍出量が低下していると，静脈血から肺へ運ばれるCO_2が低下するため，呼吸ごとに排出されるCO_2，すなわちP_{ETCO_2}も低下する。最後に，閉塞性肺疾患をもつ患者では，呼気時間を十分にとらないとP_{ETCO_2}が低下する。つまり，$P(a-ET)_{CO_2}$は肺疾患の範囲や程度および心機能にも影響を受けるため，実際にはP_{ETCO_2}はPa_{CO_2}を過小評価してしまうことが多い。したがって，P_{ETCO_2}をモニターすること自体は許せるが，患者の容態が変化した場合は，そのつど採血してPa_{CO_2}を測り，$P(a-ET)_{CO_2}$を再計算する必要がある。

呼吸力学の評価

換気は，呼吸筋または人工呼吸器が，呼吸器系の弾性および粘性を克服するのに十分な圧力を供給することができてはじめて可能となる。呼吸力学とは，拮抗する内力と外力との相互作用であることを第1章で詳しく学んだ。ここでは，臨床的に重要ないくつかの測定値について触れる。

気道内圧と肺胞内圧

ピーク圧（P_{PEAK}）は人工呼吸器管理中における最高気道内圧で，人工呼吸器のグラフィックディスプレー上の気道内圧（P_{AW}）-時間曲線か，デジタルディスプレー上に表示された数値を見るとわかる。患者の吸気努力がない「受動的」な従量式（VC）呼吸では，P_{AW}は換気量に比例して上昇し，吸気終末でP_{PEAK}に達する（図6.5）。従圧式（PC），圧調節型従量式（PRVC），圧サ

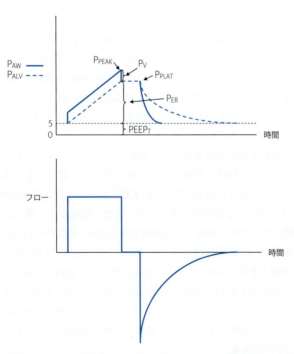

図6.5 受動的VC呼吸で外因性PEEP（$PEEP_E$）＝5 cmH$_2$Oの場合の，P_{AW}，P_{ALV}，フローを時間軸に同時に表したもの。呼気においてフローは停止するので，$PEEP_E$は総PEEP（$PEEP_T$）に等しい。

ポート(PS)および換気量サポート(VS)呼吸では，P_{PEAK}は吸気を通して一定に維持されたP_{AW}を反映する。

プラトー圧(P_{PLAT})は吸気終末ポーズ中に測定するが，これは人工呼吸器の操作パネルから簡単にできる。吸気終末ポーズボタンを押すと，吸気終末で呼気が始まる前に一瞬呼吸を止めることができる。図6.5は，受動的なVC呼吸における吸気終末ポーズの影響を示している。フローがない場合は粘性が発生しないため，P_{PLAT}は吸気終末での肺胞内圧(P_{ALV})である。また，P_{PLAT}は吸気時での弾性力(P_{ER})と総PEEP($PEEP_T$)の和でもある。P_{PEAK}と同様，P_{PLAT}も，人工呼吸器のグラフィックディスプレーまたはデジタルディスプレーを見るとわかる。

総PEEP($PEEP_T$)は呼気終末でのP_{ALV}であり，次の人工呼吸が始まる直前の，呼吸器系の総弾性力を反映する。図6.5で示したように，呼気時にP_{ALV}とフローは指数関数的に減少し，P_{ALV}がゼロ（大気圧）になったとき，またはP_{ALV}が設定されたPEEPと同じ値になったとき，フローはゼロになる。

ところで，P_{AW}のほうがP_{ALV}よりも前にゼロ（または設定されたPEEP）になることに気づいただろうか。図6.6を見ると，なぜそうなるかがわかる。呼吸器の圧センサーは，P_{AW}を呼気弁のすぐ内側で測定する。吸気を通して呼気弁は閉じているため，P_{AW}は人工呼吸器の回路および気管内の圧力と等しい。しかし呼気時では，呼気弁が開くため，圧センサーは大気圧（または設定されたPEEP）に曝される。その結果，P_{AW}は急速に低下し，呼気時のP_{ALV}を正確に反映しなくなる。

$PEEP_T$は，呼気弁が閉じて呼気フローが止まる呼気終末ポーズ中に測ることができる。これによって，図6.7からもわかるとおり，肺と人工呼吸器回路内の圧は平衡に達するため，再びP_{AW}はP_{ALV}と等しくなる。一方，もし呼気がすでに終わっており，呼吸器系が平衡状態に達していたら，$PEEP_T$

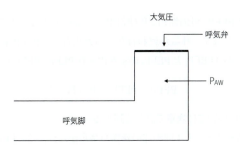

図6.6 圧センサーと呼気弁の位置関係を示す模式図。

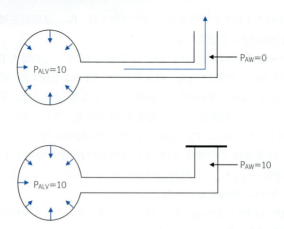

図 6.7 呼気弁を閉じることで，肺と人工呼吸器回路内の圧は平衡に達するため，P_{AW} は P_{ALV} と等しくなる。

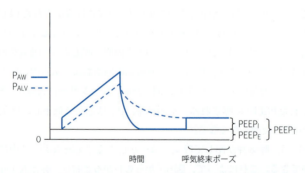

図 6.8 呼気中に，P_{AW} は速やかに設定された PEEP〔外因性 PEEP（$PEEP_E$）〕まで下がる。呼気終末でポーズをかけると，P_{AW} は P_{ALV} と等しくなり，そこが総 PEEP（$PEEP_T$）になる。$PEEP_T$ と $PEEP_E$ の差が内因性 PEEP（$PEEP_I$）である。

は設定された PEEP〔外因性 PEEP（$PEEP_E$）〕と同じになる。ところが，呼気時間が十分にとれず，呼気が終われなかった場合は，$PEEP_T$ は $PEEP_E$ を超える。このときの $PEEP_T$ と $PEEP_E$ の差を内因性 PEEP（$PEEP_I$）という。

$$PEEP_I = PEEP_T - PEEP_E \tag{11}$$

内因性 PEEP については次章で詳しく述べる。

呼気終末ポーズは，人工呼吸器の操作パネルから行える。$PEEP_T$ と $PEEP_I$ は，グラフィックおよびデジタルディスプレーから読み取れる（図 6.8）。し

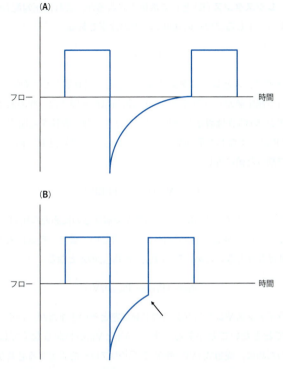

図 6.9 （**A**）次の換気が始まる前に呼気フローがゼロになっていれば，$PEEP_T$は$PEEP_E$と等しくなり，$PEEP_I$はゼロとなる。（**B**）しかし，呼気フローが呼気終末まで残っていると（矢印），$PEEP_T$は$PEEP_E$よりも高くなり，$PEEP_I$が存在することになる。

かしその前に，呼気フロー-時間曲線を見れば，$PEEP_I$をスクリーニングすることができる。図6.9を見てもわかるとおり，次の換気が始まる前に呼気フローが終わっていれば，$PEEP_T$は設定された$PEEP_E$と等しいはずである。しかし，呼気フローが終わっていなければ，$PEEP_I$が存在するはずで，$PEEP_T$は$PEEP_E$よりも高くなる。

コンプライアンスとレジスタンス

第1章でも触れたとおり，弾性は**コンプライアンス**（C）として示されるのが一般的で，これは圧変化（ΔP）に対する容量変化（ΔV）を表す。

$$C = \Delta V / \Delta P \tag{12}$$

粘性は，**レジスタンス**（R）として数値化されるが，これは圧勾配（ΔP）と，それによって生じるフローの速度（$\dot{V}$）との比率である。

$$R = \Delta P / \dot{V} \tag{13}$$

コンプライアンスとレジスタンスは両方とも，受動的なVC呼吸中（図6.5）に得られる測定値から計算できる。1回換気量の範囲では，呼吸器系のコンプライアンス（C_{RS}）は設定した換気量（V_T）を，肺の弾性を克服するのに必要な圧（P_{ER}），すなわち吸気終末のP_{ALV}（P_{PLAT}）と呼気終末のP_{ALV}（$PEEP_T$）との差で割った値に等しい。

$$C_{RS} = V_T / (P_{PLAT} - PEEP_T) \tag{14}$$

呼吸器系のレジスタンス（R_{RS}）は，粘性を克服するのに必要な圧（P_V）を，吸気終末でのフロー速度（$\dot{V}_{EI}$）で割った値に等しい。また，吸気終末ポーズ時では粘性は存在しないため，P_VはP_{PEAK}とP_{PLAT}の差となる。

$$R_{RS} = (P_{PEAK} - P_{PLAT}) / \dot{V}_{EI} \tag{15}$$

コンプライアンスやレジスタンスの計算は割とそのままだが，いくつか念頭においておきたいことがある。まず，V_Tと$\dot{V}_{EI}$がわからなくてはならない。そのために，従量式（VC）呼吸で一定のフローを設定する必要がある。次に，P_{PEAK}，P_{PLAT}および$PEEP_T$は，患者の呼吸努力のない，受動的な換気においてのみ正確である。患者の呼吸努力は，十分な鎮静を行えば抑えることができる。また，設定呼吸回数を上げて低二酸化炭素血症を誘発する手もある。過換気によって患者の呼吸ドライブが抑制されるため，呼吸回数が減るので，結果として発生する一時的な無呼吸状態を利用すれば，正確な測定ができる。

参考文献

1. Truwit JD and Marini JJ. Evaluation of thoracic mechanics in the ventilated patient. Part 1: Primary measurements. *J Crit Care* 1988; 3: 133-150.
2. Truwit JD and Marini JJ. Evaluation of thoracic mechanics in the ventilated patient. Part 2: Applied mechanics. *J Crit Care* 1988; 3: 133-150.
上記2つの古典的文献は，人工呼吸患者での呼吸力学と関連する測定に関する深い考察である。
3. Bekos V and Marini JJ. Monitoring the mechanically ventilated patient. *Crit Care Clin* 2007; 23: 575-611.
この文献はやや最近のもので，Marini博士による包括的な論説である。呼吸力学の外

力について，君が知りたいであろうすべてのことをカバーしている。

4. Thompson JE and Jaffe MB. Capnographic waveforms in the mechanically ventilated patient. *Respir Care* 2005; 50: 100-108.

これは，カプノグラフィの生理学と臨床使用に関する簡潔なレビューである。

5. Cheifetz IM and Myers TR. Should every mechanically ventilated patient be monitored with capnography from intubation to extubation? *Respir Care* 2007; 52: 423-442.

この文献はプロコン形式でよく言及された議論で，持続的カプノグラフィの利点と問題点について包括的に記述されている。

Chapter 7

動的肺過膨張と内因性PEEP

Mark T. Gladwin

通常,呼気フローが止まって呼気が終わるのは,呼吸器系がその平衡状態に達し,肺胞内圧(P_{ALV})がゼロになるときである(図7.1A)。これは対抗する

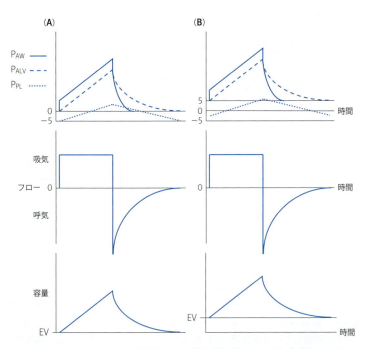

図 7.1 呼吸サイクルにおいて $PEEP_E=0\,cmH_2O$ (**A**) または $5\,cmH_2O$ (**B**) のときの,気道内圧(P_{AW}),肺胞内圧(P_{ALV})および胸腔内圧(P_{PL})(上段),フロー(中段),容量(下段)それぞれと時間との関係を示したもの。$PEEP_E$ をかけると,呼吸器系の平衡状態容量(EV)が増加するため,P_{AW}, P_{ALV}, P_{PL},吸気終末および呼気終末の肺容量も増加する。呼気終末でのP_{ALV}(P_{ALVee})は $PEEP_E$ と等しい。

肺と胸壁の弾性が等しくなる瞬間である（第1章参照）。臨床医が負荷した「外因性」PEEP（$PEEP_E$）は，平衡状態における肺の容量を増やすため，呼気終末でのP_{ALV}（P_{ALVee}）は$PEEP_E$と等しくなる（図7.1B）。

呼気時間（T_E）が不十分で，呼吸器系が平衡状態の容量に戻ることができないと（図7.2B），呼気終末でもフローは残り，P_{ALVee}は$PEEP_E$を上回るようになる。この増加分を**内因性PEEP**（$PEEP_I$）といい，P_{ALVee}は外因性PEEPと内因性PEEPの和，すなわち**総PEEP**（$PEEP_T$）となる。

$$P_{ALVee} = PEEP_T = (PEEP_E + PEEP_I) \tag{1}$$

内因性PEEP（オートPEEPともいう）は，図7.3に示したような**ダイナミック・ハイパーインフレーション（動的肺過膨張）**によって生じる。T_Eが短すぎて換気量（V_T）をすべて吐き出すことができないと，肺の容量は少しずつ

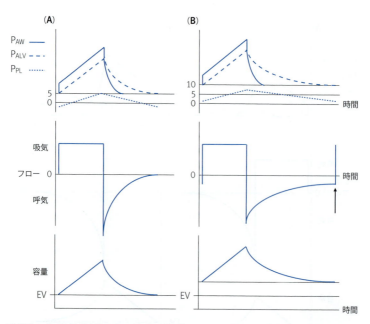

図7.2 今度は$PEEP_E=5\,cmH_2O$に設定したときで，$PEEP_I$が0の場合（**A**）と$5\,cmH_2O$存在している場合（**B**）の気道内圧（P_{AW}），肺胞内圧（P_{ALV}）および胸腔内圧（P_{PL}）（上段），フロー（中段），容量（下段）それぞれと時間との関係を示したもの。$PEEP_I$は呼気時間が十分でないときに生じる。矢印で示したように，呼気終末でもフローが存在していることがわかる。$PEEP_I$によって，P_{AW}，P_{ALV}，P_{PL}，吸気終末および呼気終末の肺容量はさらに増加する。呼気終末でのP_{ALV}（P_{ALVee}）は，$PEEP_E$と$PEEP_I$の和に等しくなる。EVは，$PEEP_E$によってつくられた呼吸器系の平衡状態容量である。

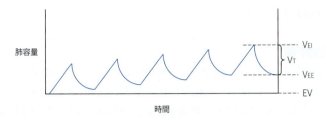

図 7.3 呼気時間（TE）が不十分で，供給された換気量（VT）を吐き出すことができないと，吸気終末容量（VEI）と呼気終末容量（VEE）はともに，呼吸器系の平衡状態容量（EV）からプラトーに達するまで上昇し続ける。

膨張する。それと同時に肺の弾性も増加するため，呼気フローは速くなり，最終的には吸気終末と呼気終末の肺容量（およびPEEP$_I$）はある程度一定になる。

動的肺過膨張とPEEP$_I$は，ほとんどと言ってよいほど重度の慢性閉塞性肺疾患患者に起こる。これらの患者では呼気フローが遅いため，たとえTEが正常であっても，完全に息を吐き切ることができない。まれに，気道閉塞のない患者でも，呼吸回数を増やしすぎたり吸気時間（T$_I$）を長くとりすぎると，動的肺過膨張をきたすことがある。

動的肺過膨張と内因性PEEPの診断

臨床所見

慢性閉塞性肺疾患の患者を人工呼吸器管理するときには，常に動的肺過膨張を疑う必要がある。呼気相を通して持続的に聴かれる呼吸音およびwheezingは，最も疑わしい所見だが，それらが聴取できないからといって動的肺過膨張を除外できるわけではない。また，低血圧や後述するトリガー不全といった特徴的な合併症をきたした場合にも，動的肺過膨張を強く疑うべきである。

質的評価

内因性PEEPの存在は，次の人工呼吸が始まる前に呼気フローがゼロに戻っているかどうかで評価する（第6章参照）。ゼロに戻っていないようなら，動的肺過膨張が存在するはずだ。これは人工呼吸器のユーザー画面上のフロー−時間曲線（図7.2B），またはデジタルディスプレー上の呼気終末フロー（V̇EE）値を見ればわかる。一般的に，V̇EEが高いほど動的肺過膨張は深刻

で，$PEEP_I$ も大きい。

量的評価

第6章で学んだとおり，$PEEP_T$ と $PEEP_I$ は呼気終末ポーズをかけることで測定できる。人工呼吸器は，気道内圧（P_{AW}）を呼気弁のすぐ内側で測定していることを思い出してほしい。呼気を通して，呼気弁が開いている間の P_{AW} は，P_{ALV} ではなく，ゼロ（大気圧）または設定された $PEEP_T$ と等しい。呼気終末で弁が閉じると，フローが止まり，気道内圧と肺胞内圧が平衡状態に達するため，P_{AW} は P_{ALVee}（$PEEP_T$）に等しくなる（図7.4）。したがって，$PEEP_I$ は $PEEP_T$ と $PEEP_E$ の差として算出できる。

ちなみに，呼気終末ポーズを使って正確な値が得られるのは，患者の自発呼吸が消失している場合のみであったことも思い出してほしい。十分に鎮静を行えば，患者の自発努力を最小限に抑えられる。また，一時的な過換気で患者の呼吸ドライブを抑制すれば，正確な測定ができる（第6章参照）。

図7.5で示すように，筋弛緩のかかった患者の場合，動的肺過膨張の量的評価は人工呼吸器をいったん停止し，フローがゼロになるまで呼出された容量を測定することでできる。呼出されたガスの容量は，吸気終末容量（V_{EI}）と呼吸器系の平衡状態容量（EV）の差である。また，吸気終末容量（V_{EI}）から1回換気量を引くと，呼気終末容量（V_{EE}）とEVとの差を求めることができる。ただし，これには筋弛緩薬が必要であり，臨床的に有用な情報も少ないので，実際には研究などの際にしか測定しない。

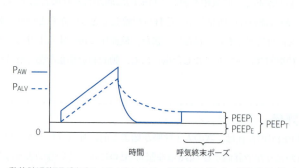

図7.4 動的肺過膨張が存在しているときの，気道内圧（P_{AW}），肺胞内圧（P_{ALV}）それぞれと時間との関係を示す。呼気終末ポーズをかけると P_{AW} は速やかに上昇し，P_{ALV}，すなわち総PEEP（$PEEP_T$）と等しくなる。内因性PEEP（$PEEP_I$）は，$PEEP_T$ と設定された外因性PEEP（$PEEP_E$）との差になる。

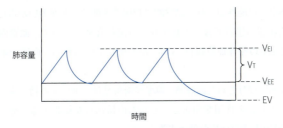

図 7.5 筋弛緩がかかった状態で動的肺過膨張にある患者では,無呼吸のときに呼吸器系は平衡状態容量(EV)に達する。呼気量は,吸気終末容量(V_{EI})とEVの差であり,呼気終末容量(V_{EE})とEVとの差は,V_{EI}から1回換気量(V_T)を引くことで求められる。

動的肺過膨張による影響

動的肺過膨張は,人工呼吸器管理下の患者に以下のような障害をもたらす。
- 低血圧
- 圧損傷
- トリガー不全

低血圧

自発呼吸に比べ,人工呼吸による陽圧換気では胸腔内圧(P_{PL})が上昇しやすい(図7.1A)。$PEEP_E$と$PEEP_I$はともに肺容量を増やすため,P_{PL}のさらなる上昇を招く(図7.1B, 7.2AとB)。この点は非常に大事である。P_{PL}が,胸腔内の血管や心臓の内腔圧,および胸壁の内外圧較差などに大きく関わっているからだ。P_{PL}の変化が血行動態にもたらす影響については第10章で詳細に説明するので,ここではいくつかの重要なポイントのみ強調しておく。

- P_{PL}が上がると,右房(RA)内圧も上昇する。これにより還流勾配が減少し,胸腔外の静脈からの静脈還流が減少する。
- 静脈還流の低下は右室(RV),左室(LV)の前負荷を低下させるため,LVの1回拍出量(SV)が減少する。
- SVの低下がある程度大きいと,心拍出量(CO),さらには血圧まで低下しうる。

動的肺過膨張が増悪し,$PEEP_I$が増えるにつれ,閉塞性肺疾患患者の血圧は下がる。これはいつ起こってもおかしくないはずだが,挿管直後に起こることが多い。それにはいくつか理由がある。

- 患者が脱水状態であることが多い。これは,挿管を回避するため,うっ血

性心不全の可能性があると試験的に利尿薬を使うことが多いからだ。
- 呼吸苦状態の患者ではアドレナリン分泌が亢進していて，血管内脱水があってもCOや体血管抵抗(SVR)が増加しているため，血圧が維持される。
- 挿管直前に投与された鎮静薬，麻薬や麻酔薬は，血圧を維持しようとするアドレナリンの作用を阻害し，しかも直接血管を拡張する。その結果，CO，SVRおよび血圧が低下する。
- 挿管後の換気を張り切りすぎて，巨大な換気量を頻回にバッグで送る一方，十分な呼気時間もとらないため，動的肺過膨張を発生または悪化させる。過剰な$PEEP_I$やP_{PL}を発生させ，静脈還流が著しく低下するため，最悪の場合，無脈性電気活動(PEA)になってしまうこともある。

圧損傷

動的肺過膨張は，呼吸サイクルを通して肺容量を増加させるため(図7.2Bと7.3)，肺胞の過伸展を引き起こす。これによって肺胞が破裂してしまうことがあり，これを「圧損傷(barotrauma)」という。漏れた空気は気管支血管側を通じて縦隔に入り込む(縦隔気腫)。そこからさらに胸腔(気胸)や皮下組織(皮下気腫)，まれに心膜腔(心膜気腫)や腹腔(気腹)にも入り込むことがある。気胸は，ガス交換能を妨げるだけでなく，P_{PL}をさらに上昇させることで静脈還流量を減少させ，低血圧を招くこともある。心膜気腫は心室の充満を妨げ，心タンポナーデを引き起こすこともある。

トリガー不全

動的肺過膨張にある患者が人工呼吸器をトリガーするためには，何が起こらなくてはならないかを考えてみよう(図7.6)。

- 呼気の間，呼吸器系の容量は平衡状態よりも高いため，内向きの弾性がP_{ALV}を上昇させ，P_{AW}を上回るため，呼気弁が開放して肺からガスが放出される(図7.6A)。
  - 呼気終末では，P_{ALV}は$PEEP_T$と等しく，P_{AW}は$PEEP_E$と等しいため，それらの差は$PEEP_I$となる。
- 患者は次の呼吸に移る前に，まず呼気を止める必要がある。言い換えると，息を吸うためにはまず息を吐くのをやめないといけない。そのためには，呼気フローを可能にしている圧勾配を打ち消すくらい大きな陰圧を呼吸筋が作り出さないといけない。つまり，呼吸筋はP_{ALV}を$PEEP_E$と同じになるまで下げなくてはならないのだ(図7.6B)。実際には，$PEEP_I$と同

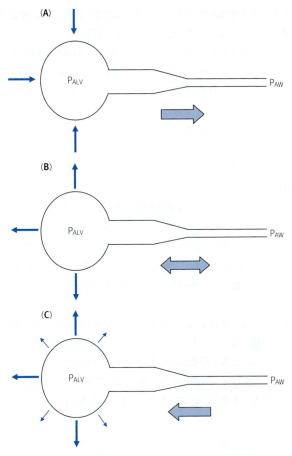

図 7.6 動的肺過膨張にある患者が人工呼吸器をトリガーするのに必要なステップを図示する。(**A**) 吸気努力を起こす直前の肺胞を示したもので,肺胞の内側に戻ろうとする弾性(内向きの細矢印)によって肺胞内圧(P_{ALV})と気道内圧(P_{AW})との間に圧勾配が生じ,ガスが肺から流出する(太矢印)。(**B**) 呼気フロー(太い両矢印)を止めるためには,患者はP_{ALV}をP_{AW}($PEEP_E$)と等しくなるまで下げなくてはならず,そのためには$PEEP_i$(外向きの細矢印)と同じだけの陰圧が必要となる。(**C**) 人工呼吸器をトリガーするためには(太矢印),患者はP_{ALV}をさらに下げることで(外向きの小矢印) P_{AW}またはベースのフローを下げる必要がある。

じだけの陰圧が必要である。
- いったん呼気が終了したら,今度はさらに人工呼吸器をトリガーするだけの筋力が必要となる(図7.6C)。第3章で説明したとおり,圧トリガーを用いるなら,P_{AW}が設定感度以下になるくらいP_{ALV}を下げないといけな

い。一方，人工呼吸器をフロートリガーに設定した場合は，吸気フローが設定感度以上になるまでP_{ALV}を下げる必要がある。

これらのコンセプトをきちんと理解するために，具体的な例で考えてみよう。もし$PEEP_I=10\,cmH_2O$，$PEEP_E=0\,cmH_2O$（$PEEP_T=10\,cmH_2O$），圧トリガー感度$=-2\,cmH_2O$だったとしよう。患者はまずP_{ALV}を，$10\,cmH_2O$から$0\,cmH_2O$まで下げなくてはならず，そこからさらに$2\,cmH_2O$の陰圧を作り出さないと人工呼吸器をトリガーできない。もし$PEEP_I$と$PEEP_E$が両方とも$5\,cmH_2O$だったら（$PEEP_T=10\,cmH_2O$），最低でも$5+2=7\,cmH_2O$の陰圧が必要となる。

次の呼吸に移るためにはいったん呼気を止めないとならないため，動的肺過膨張のある患者の呼吸筋には**吸気閾値負荷**（inspiratory threshold load）が課せられる。さらに，動的肺過膨張は患者に肺の上葉に当たるコンプライアンスの低い部分で呼吸をさせることになる（第1章の図1.3参照）。ためしに，息を大きく吸ってから，全肺気量（TLC）に近い部分で呼吸してみよう。きっと苦しいはずだ。動的肺過膨張の患者が換気を続けるのはこんなにたいへんなことなのだ。

トリガー不全は，患者が人工呼吸器をトリガーするのに十分な陰圧をつくれないときに起こる。ベッドサイドでは，患者の胸壁が張っていたり，呼吸筋が動いているのに人工呼吸器が作動していない状態で気づくことが多い。図7.7で示したように，気道内圧やフロー波形でトリガー不全に気づくこともある。トリガー不全については第8章でもう一度触れる。

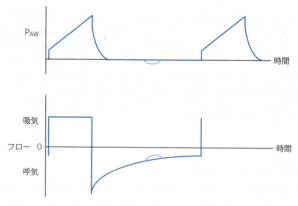

図7.7 トリガー不全は，P_{AW}-時間曲線やフロー-時間曲線に波形の振れ（点線部分）を発生させる。

動的肺過膨張の患者には，$PEEP_E$を与えると，$PEEP_I$を下げることができるため人工呼吸器をトリガーするのが楽になる。これは後ほど本章で詳しく説明する。

動的肺過膨張の管理

動的肺過膨張による障害を防ぐ方法は2つある。1つ目は，動的肺過膨張そのものを軽減すべく，呼吸器系をできるだけ平衡状態に近づけてやる方法である。2つ目は，障害そのもの（例えば，$PEEP_I$による低血圧やトリガー不全）の対処である。

動的肺過膨張の軽減

ほとんどの患者は必ずと言ってよいほど強い閉塞性肺疾患を患っているので，気管支拡張薬やステロイドを使って呼気フローを増やしたり，呼気終末容量を減らしたりすることは必須である。同時に，人工呼吸器に3つの設定変更を行うことで十分な呼気を確保できる。

- **設定呼吸回数を減らす** 患者の自発呼吸が出ていないなら，これによって総呼吸回数を減らすことができるので，呼吸の間隔が広がることで呼気時間（T_E）が増え，十分なガスの排出が可能になる。
- **1回換気量を減らす** 吸入させるガスの容量が減るため，排出が必要なガスの容量も減り，結果として呼吸器系は早く平衡状態に戻ることができる。従量式（VC）および圧調節型従量式（PRVC）呼吸では，設定換気量（V_T）を変えればよい。従圧式（PC）呼吸では，設定吸入圧を減らせばV_Tを減らすことができる。
- **吸気時間（T_I）を減らす** 1回の呼吸に要する時間（T_I+T_E）が一定なら，T_Iを短縮すれば必然的にT_Eは伸びるはずであり，結果として呼気終末容量が減る。PCおよびPRVC呼吸では，吸気時間はT_Iを直接短く設定するか，吸気時間と呼気時間の比率（I：E比）を調節すればよい。VC呼吸では，吸気フローの設定を変えればT_Iを短くできる。

ただし，これらの変更を行う前に理解しておかなければならな重大なポイントがいくつかある。
- T_Iは必ずと言ってよいほど最初から短い。したがって，それをさらに短くしたからといって，大して動的肺過膨張を減らすことはできない。例えば今，患者の呼吸回数が毎分12回だったとしよう。1回の呼吸にかかる時間は60/12＝5秒である。T_Iが最初は1秒に設定されていたとすると，T_E

は4秒である。もしT_Iを0.5秒に減らしたとしても，T_Eは4.5秒に増えるだけであり，これによって臨床的に有意なほど$PEEP_I$を軽減できるとは言いがたい。

- 呼吸回数（RR），V_T，またはその両方を減らすことは動的肺過膨張の軽減には有効であるが，次のいずれかの問題にぶつかる。
  - RRの設定をいくら下げても，患者の自発呼吸がそれ以上ある場合は，総呼吸回数は変わらない。
  - V_Tをいくら下げても，患者が呼吸回数を上げることで代償してしまうと，まったく効果がない。

つまり，低血圧またはショック状態の患者で，後述するような方法でも効果がない場合は，筋弛緩薬を用いてRR，V_Tおよび$PEEP_I$を減らすしかない。これによって急性呼吸性アシドーシス（俗にいう，高二酸化炭素許容法）をきたすが，致死的なアシドーシスを回避するには重炭酸ナトリウムの経静脈投与を適宜行う。

動的肺過膨張による障害の緩和

輸液

$PEEP_I$による血圧低下は静脈還流量の低下が原因なので，循環血漿量を速やかに増やすことで対処できる。輸液によって全身静脈圧が上がり，RAへの圧勾配が生じてRVおよびLVの前負荷が改善する。通常，生理食塩液または乳酸リンゲル液を血圧が戻るまで，または反応しなくなるまで500mLずつボーラス投与する。

外因性PEEP

先に述べたように，$PEEP_E$は呼吸努力を軽減し，トリガー不全を改善することができる。どうしてそんなことが可能なのか？　「滝」という，ちょっと変わったアナロジーを使って考えてみよう。

　図7.8Aを見てほしい。川の流速は川底の傾斜（1→2）に依存することがわかるだろうか。今度はちょっと難しいかもしれないが，その流速は滝の高さ（2→3）とは無関係であることもわかるだろうか？　つまり，滝を取り除いても，川は流れるのである（図7.8B）。

　では次に図7.8Cを見てほしい。これは閉塞性肺疾患の患者の呼気フローを表している。粘性によって，肺胞（P_{ALV}）から気道開口部（P_{AW}）にかけて圧勾配が存在している。気道内に狭窄部位があるが，このために呼気フローは遅くなり，呼気時間が延びてしまう。

　滝のアナロジーが使えるのはここだ。川の流速が滝の高さではなく川底の

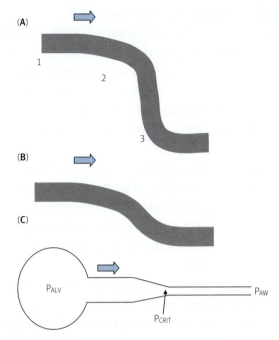

図 7.8 （**A**）川の流速（太矢印）は川底の傾斜（1→2）によって決まるが，その流速は，下流にある滝の高さ（2→3）には影響されない。（**B**）滝を低くしたり取り除いたりした場合でも，川の流速には影響ない。（**C**）閉塞性肺疾患の患者の場合，呼気フロー（太矢印）は，肺胞内圧（P_{ALV}）と臨界気道狭窄点（P_{CRIT}）間の圧較差で決まる。P_{CRIT}とP_{AW}の間の圧較差は関係ない。

傾斜によって規定されていたのと同じように，呼気フローはP_{ALV}と臨界気道狭窄点（point of critical airway narrowing：P_{CRIT}）との圧較差によって規定されているのであって，P_{CRIT}とP_{AW}間の圧勾配は無関係である。川の流れを変えずに滝の高さを低くすることができるように，P_{AW}を上げることでP_{CRIT}-P_{AW}の圧勾配を減らしても，呼気フローにはまったく影響しない。

もし図7.8Cが呼気終末を表しているのだとすると，P_{ALV}は$PEEP_T$と等しく，呼気フローは$PEEP_T$-P_{CRIT}によって生じており，P_{AW}は$PEEP_E$と等しく，$PEEP_I$は$PEEP_T$と$PEEP_E$の差である。$PEEP_E$をP_{CRIT}と等しくなるまで増加させると，$PEEP_T$は変わらず，呼気フローを遅らせたり動的肺過膨張を悪化させたりすることなく$PEEP_I$は次第に下がる。結局，$PEEP_E$を増やすことで$PEEP_I$を減らしているのである。ただ注意すべきは，$PEEP_E$もP_{CRIT}を超えてしまうと，今度は呼気フローは減少し，呼気終末容量と

$PEEP_T$は増加し,動的肺過膨張も悪化するという点だ。

それはわかった。でも,なぜ$PEEP_I$を$PEEP_E$で置き換える必要があるのか? 先ほどの議論を思い出してほしい。人工呼吸器をトリガーするためには,動的肺過膨張にある患者はまず,$PEEP_I$(吸気閾値)と同等の陰圧を作り出して呼気フローを止めなくてはならない。もし$PEEP_E$をP_{CRIT}と同じになるまで上昇させると,呼吸器系の新たな平衡状態がより高い位置でつくられ,呼吸筋の吸気閾値を著明に下げるため,格段に人工呼吸をトリガーしやすくなる。

では,例を使ってみよう。図7.9Aに示したとおり,$PEEP_T=10\,cmH_2O$で$PEEP_E=0\,cmH_2O$であった場合,患者の吸気閾値($PEEP_I$)は$10\,cmH_2O$である。もし$P_{CRIT}=7\,cmH_2O$で$PEEP_E$をこれにマッチさせると(図7.9B),$PEEP_T$は$10\,cmH_2O$のままであるが,$PEEP_I$は$3\,cmH_2O$まで下がる。その結果,患者が呼気を止めるために作り出さなくてはならない陰圧は著明に下がり,トリガーしやすくなる。

トリガーしやすくするために$PEEP_E$を調節するうえで,知っておく必要のある重要な落とし穴がいくつかある。

- $PEEP_E$をかけても呼気フローは増えない。$PEEP_T$が減ることもないので,それによって血行動態が改善することもない。
- P_{CRIT}を正確に測定する方法がないため,どの程度$PEEP_E$をかければよい

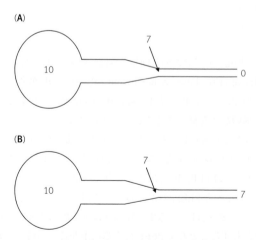

図7.9 $PEEP_I$を$PEEP_E$に置き換えることの意味を示した模式図。ここでは$PEEP_T=10\,cmH_2O$,$P_{CRIT}=7\,cmH_2O$である。$PEEP_E$をP_{CRIT}と同じになるまで上昇させると,吸気閾値($PEEP_I$)は$10\,cmH_2O$(**A**)から$3\,cmH_2O$(**B**)に減少する。

かを知るすべもない。
- ここまでは，すべての肺胞が同じ$PEEP_T$，$PEEP_I$，P_{CRIT}をもつものと仮定していた。しかし，実際にはこれらの圧は肺胞によってまちまちである。つまり，「正しい」$PEEP_E$というものは1つではなく，どんな$PEEP_E$を設定しても，肺のどこかでは肺胞の過膨張を招くことになる。結局，$PEEP_E$をかけることで動的肺過膨張を悪化させてしまうことも実際にはある。

生理学的な観点からは非常に面白いが，こういった理由から，私はトリガー不全を解消するのに$PEEP_E$を使うことは勧めない。実際，トリガー不全は，必要に応じて強制呼吸回数を増やしたり，患者の鎮静を深くすることでほとんどの場合解決する。

Chapter 8 患者と人工呼吸器の相互作用と非同調

Khaled Fernainy, John W. Kreit

人工呼吸で有効に換気が行われるためには，2つのポンプが同調して働く必要がある。ポンプの1つは人工呼吸器で，これは臨床医が設定した条件で作動する。もう1つは患者の呼吸器系だ。中枢および末梢の化学受容体，肺内の受容体，大脳皮質からのインプットが脳幹の神経に入って，呼吸回数，吸気フロー速度，1回換気量を調節する。これら2つのポンプが同調して働くのが理想的で，そうすれば人工呼吸器は患者の呼吸活動を最大限増大，増幅できる。人工呼吸と自発呼吸の同調は重要で，同調しなければ患者は不快感が増し，呼吸仕事量が増大し，呼吸筋が疲労する。そして，酸素化と換気が障害される。

患者と人工呼吸器の非同調は通常，換気のトリガー，すなわち呼吸サイクルの吸気相で生じる。本章では，どのように患者と人工呼吸器の非同調を見つけるか，またどのようにしてそれを軽減し取り除くかを解説する。

トリガー

人工呼吸では，患者の吸気努力によりデマンド弁の開放がトリガーされて，肺へガスが流入する。人工呼吸器は，その回路内の圧またはフロー（気流）の変化を検出して吸気努力を感知する。

第3章で述べたように，圧トリガーは，吸気努力によって人工呼吸器回路内の圧〔気道内圧（P_{AW}）〕が臨床医の設定したトリガー感度を下回ったときに生じる。例えば，図8.1Aのように圧感度が$-2\,cmH_2O$に設定されており，呼気終末圧が0（大気圧）である場合，患者の吸気努力によってP_{AW}が$-2\,cmH_2O$よりも低下すると，デマンド弁が開いて吸気が開始される。呼気終末圧が$5\,cmH_2O$（すなわちPEEP＝$5\,cmH_2O$）の場合は，P_{AW}が$3\,cmH_2O$よりも低下するとトリガーを生じる（図8.1B）。

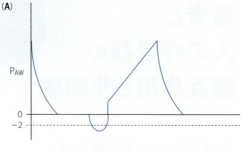

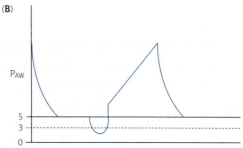

図8.1 PEEPなし（**A**）とPEEPあり（**B**）の人工呼吸における気道内圧（P_AW）の変化を経時的に示す。圧トリガーに設定した場合，患者の吸気努力によってP_AWが設定した圧感度を下回ると，デマンド弁が開く。

　人工呼吸器がフロートリガーに設定されていると（図8.2），回路内にはガスが継続的に流れ（ベースフロー），デマンド弁と呼気弁の近傍で持続的に測定される。患者が息を吸うと，ガスの一部が肺に取り込まれるため，呼気フローは低下する。そして計測された吸気フローと呼気フローの差が臨床医の選択した**フロー感度**を超えると，人工呼吸がトリガーされる。例えば，ベースフローが5L/分で，感度が2L/分に設定されているなら，測定呼気フローが3L/分を下回るたびにトリガーされる。

　人工呼吸のトリガー相では，患者と人工呼吸器の非同調を示す3つの徴候がみられる。

- トリガー不全
- オートトリガー
- 多重トリガー

トリガー不全

名前からわかるように，トリガー不全は，患者の吸気努力が人工呼吸をトリ

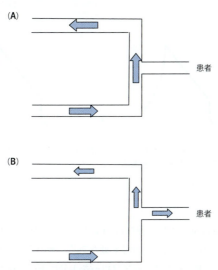

図8.2 (**A**) ガスは人工呼吸器回路内を継続的に流れている(ベースフロー)。ガスが患者の肺に入らなければ，人工呼吸器から出るフロー(吸気フロー)と人工呼吸器に戻るフロー(呼気フロー)は等しい。(**B**) 患者が呼吸をすると，ベースフローの一部は肺に取り込まれる。吸気フローと呼気フローの差が設定したフロー感度より大きくなると，人工呼吸がトリガーされる。

ガーできないときに起こる。これは，2つの方法で見つけられる。

- 人工呼吸器の音を聞きながら患者を観察して，呼吸努力と人工呼吸が連動していないところを探す。吸気努力が微弱だと，胸骨上切痕の直上が凹むのが観察されるだけである。患者に吸気努力があるにもかかわらず，人工呼吸を受けていなければ，トリガーは無効だ。
- グラフィック画面上の圧-時間曲線を見てみよう。図8.3のように，患者の吸気努力は(常にではないが)呼気相におけるP_{AW}の低下で示される。ここで引き続く人工呼吸がなければ，トリガー不全と診断できる。

トリガー不全には次の3つの原因がある。

- 微弱な吸気努力(通常，過度の鎮静または吸気筋の筋力低下による)
- トリガー感度の不適切に低い設定(非感受性)
- 内因性PEEP ($PEEP_I$)によって生じる「吸気閾値負荷」に打ち勝つことができない場合

最後に挙げたのが最も頻度の高い原因だ。第7章を思い出そう。呼吸器系の容量が平衡状態の容量を超えているときに人工呼吸をトリガーしようとす

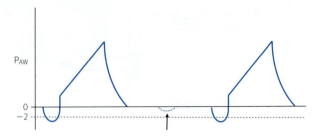

図 8.3 人工呼吸をトリガーするのに不十分な患者の吸気努力は，P_{AW}-時間曲線上の下振れ（点線）として認められることがある。

れば，残存する容量に応じた弾性（$PEEP_I$ など）に釣り合う十分な圧力を生み出して，呼気フローを停止させる必要がある。そのうえ，人工呼吸をトリガーするために，P_{AW} またはベースフローを十分に下げるべくさらなる圧力が必要となる。例えば $PEEP_I$ が $10\,cmH_2O$ のとき，圧感度を $-2\,cmH_2O$ に設定すると，患者は少なくとも $12\,cmH_2O$ の圧力を作り出さなくてはならない。

トリガー不全がみられたら，その原因をつきとめ，可能な限り修正しよう。$PEEP_I$ の評価と管理については第6章と7章で取り上げたので，ここでは 2，3 要点を絞って強調したい。$PEEP_I$ は，人工呼吸器のユーザーインターフェース（グラフィック画面）にあるフロー-時間曲線で評価できる。図 8.4 に示すように，次の人工呼吸が始まる前に呼気フローがゼロに戻っていなければ，$PEEP_I$ が存在するはずだ。続いて，短時間の呼気終末ポーズ中に P_{AW} を計測すれば，$PEEP_I$ を定量評価できる（図 8.5）。通常 $PEEP_I$ は，重度の閉塞性肺疾患患者において，各呼吸の間隔〔つまり呼気時間（T_E）〕が不十分で呼吸器系が平衡状態の容量に戻れない場合に発生する。$PEEP_I$ は，気管支拡張薬やステロイドで呼気フローを増やしたり，1 回換気量（V_T），呼吸回数（RR）またはその両方を減らすことで改善できる。$PEEP_I$ が存在しなければ，トリガー不全は通常，鎮静を軽減するかトリガー感度を上げることで対処できる。

オートトリガー

患者の吸気努力以外の何かによって人工呼吸がトリガーされるとき，オートトリガーが起きる。圧やフローは，脈圧の大きい心拍動や人工呼吸器回路内に溜まった水の行き来で有意に変化することがある。呼吸器回路のエアリー

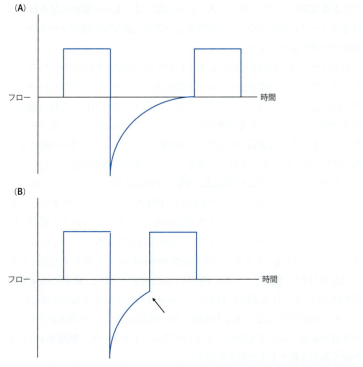

図 8.4 (**A**) 呼気フローが次の人工呼吸が始まる前に止まるなら,PEEP$_I$は0である。(**B**) 呼気フローが呼気終末にまだ残るようなら(矢印),PEEP$_I$が存在する。

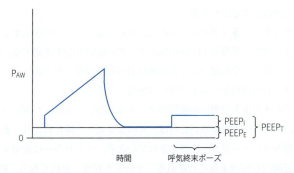

図 8.5 呼気の開始時に,気道内圧 (P$_{AW}$) は設定された PEEP レベル〔外因性 PEEP (PEEP$_E$)〕に低下する。呼気終末ポーズ中,P$_{AW}$ は速やかに上昇して総 PEEP (PEEP$_T$) に等しくなる。内因性 PEEP (PEEP$_I$) は PEEP$_T$ と PEEP$_E$ の差である。

クによる気道内圧（P_{AW}）やベースフローの低下は，もっと頻繁に起きる。これはチューブの接続部や，気管挿管チューブまたは気管切開チューブのカフ周囲でのガス漏れによる。

エアリークは，どのようにしてオートトリガーを起こすのだろう？　フロートリガーは，呼気回路を通るフローが設定されたベースフロー（フロー感度）を下回ると常に起こる，ということを思い出そう。もちろん，これは通常，患者が吸気を始めたことを意味する。しかし，呼吸器回路に大きなリークがあると，トリガーは患者の吸気努力と無関係になる。圧トリガーの場合も，P_{AW} がエアリークによって低下すると，人工呼吸が開始される。ただし，フロートリガーと違ってこの現象は，呼気での P_{AW} が陽圧である場合に限って生じる。例えば，臨床医が外因性PEEP（$PEEP_E$）を設定したときなどである。理由は，リークが P_{AW} を低下させるのも，P_{AW} が大気圧以上の場合に限られるからである。例えば，$PEEP_E=5\,cmH_2O$ で圧感度 $=-2\,cmH_2O$ に設定されている場合，エアリークで P_{AW} が $3\,cmH_2O$ 以下に低下すると，人工呼吸がトリガーされる。一方，$PEEP_E=0\,cmH_2O$ の場合，患者の吸気努力がなければ，P_{AW} は大気圧を下回って $-2\,cmH_2O$ まで低下することはない。

これらの原因がなく，単に不適切に高い感度の設定（高感受性）でオートトリガーが起こることも多い。とりわけフロートリガーで，感度が $1\,L/分$ より低く設定されたときに起こりやすい。

説明のつかない持続性の呼吸性アルカローシスがある患者では，常にオートトリガーを疑おう。トリガー不全同様，通常は患者の観察と同時に人工呼吸器の音を聴取することで診断できる。多くの場合，人工呼吸の前に患者の吸気努力がないことがわかる。

ひとたびオートトリガーを認めたら，原因を見つけ，これを正すことに集中しよう。フロー感度が $1\,L/分$ 未満になっていないことを確認する。呼吸器回路のエアリークや水についても慎重に調べる。頸部上を聴診して，気管内チューブのカフ周囲からのエアリークを見つけよう。

それでもオートトリガーの原因がはっきりしないときは，たぶん見つかっていないエアリークがある。これは，次のようにして確かめよう。まず，人工呼吸器がフロートリガーに設定されていたら，圧トリガーに変更する。これだけで問題が解決することがある。オートトリガーが続くなら，PEEPをゼロに下げてみよう（そうすることが安全ならば）。上述した理由により，オートトリガーが起きなくなったらエアリークが原因だったはずである。なんとかその部位をつきとめよう。

多重トリガー

このタイプの患者-人工呼吸器間非同調は，単一の吸気努力により複数（通常2つ）の人工呼吸が，短時間に連続してトリガーされるときに起こる（図8.6）。多重トリガーは，ほとんどの場合，患者がより多くの換気量を要求していることを意味する。この場合，人工呼吸が1サイクル終わっても患者の吸気が続き，すぐに次の人工呼吸がトリガーされる。多重トリガーは通常，1回換気量を増大することで軽減され，取り除かれる。急性肺傷害や急性呼吸促迫症候群（ARDS）の患者で低容量換気が必要な場合，鎮静を深めることが，患者の不快感を改善させ患者と人工呼吸器の非同調を軽減する唯一の手段となることも多い。

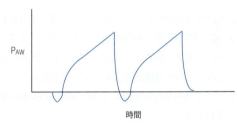

図8.6 ダブルトリガーは，供給された換気量が患者の要求に足りないことを示す。

吸気

吸気時における患者-呼吸器間非同調には主に3つの原因がある。
- 不十分な吸気フロー
- 不十分な1回換気量
- 長すぎる吸気時間

ここで，「不十分な」や「長すぎる」とは，人工呼吸器が患者の要求に合っていないことを意味する。

不十分な吸気フロー

これは，従量式（VC）呼吸で最もよく起こる。第4章を思い出そう。VC呼吸では吸気フロー速度は臨床医が設定するため，患者の吸気努力では増加しない。頻呼吸の患者は短時間で肺を膨らませようと強く息を吸うが，うまく

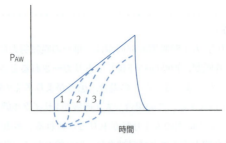

図 8.7 患者の必要とする吸気フローが，従量式（VC）呼吸で設定された吸気フロー速度を上回るにつれ（1→2→3），P_{AW}-時間曲線の変化が大きくなる。

いかない。

不十分な吸気フローは，P_{AW}-時間曲線を見ればわかる。人工呼吸器の回路は閉鎖式であり，ガスが肺に取り込まれるよりも速く患者が息を吸うと，P_{AW} が低下する。これにより P_{AW}-時間曲線は，特徴的な「スプーンですくい取ったような」波形を示す。図 8.7 に示すように，P_{AW} 低下の程度と持続時間は，設定された吸気フロー速度と患者の要求がどれだけアンバランスかに関係する。アンバランスの程度が増すにつれ，最高気道内圧（P_{PEAK}）が低下することを知っておこう。

この問題の解決法は，もちろん吸気フロー速度を上げることである。VC 呼吸ではピークフローを増加させ，それでダメなら，下降フロー設定を固定フロー設定に変える。このほか，VC 呼吸を圧調節型従量式（PRVC）呼吸に変更してもよい。第 4 章で述べたように，PRVC 呼吸は吸気フローの要求を満たすのに有利である。同時に，頻呼吸と高流速の吸気が必要とされている原因を解明し，可能なら問題を解決しよう。一般的な原因は，痛み，不安，敗血症，代謝性アシドーシスなどだ。

不十分な1回換気量

1回換気量（V_T）は，吸気フロー速度と吸気時間（T_I）で決まるので，不十分なフローと不十分な1回換気量が，しばしば同時に起こることに不思議はない。このほか，不十分な V_T は，T_I が不適切に短いことによっても生じる。必要な吸気量の一部しか吸えないことで，不穏や不快が起こるのは想像にかたくない。

最も一般的にみられる不十分な V_T の徴候は，多重トリガーだ。その評価と治療に関しては，前述のとおりである。

長すぎる吸気時間

T_Iが長すぎると，患者は，人工呼吸器の吸気が終わる前に呼気に転じる。人工呼吸器と患者から同時に生じた逆方向のフローはP_{AW}の急激な上昇を招き，これはユーザー画面上のP_{AW}-時間曲線上で確認できる（図8.8）。気道内圧上昇アラームの一般的な原因である（第9章参照）。この問題がみられたら，使用している呼吸タイプ（第4章参照）にもとづき，直接または吸気フロー速度を上げることでT_Iを短縮する。

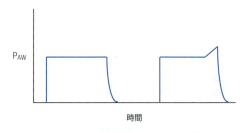

図8.8 人工呼吸の吸気相における患者の呼気は，P_{AW}を急激に上昇させる。

人工呼吸器の
アラーム：
原因と評価

Chapter 9

Matthew E. Woodske, John W. Kreit

第5章で述べたように，患者が挿管され人工呼吸器管理となったとき，臨床医は換気モードと呼吸タイプを決め，それから呼吸回数，1回換気量，気道内圧，吸気時間を設定する。しかし他の多くのパラメータは，臨床医が直接入力しなくても，看護師や臨床工学技師が設定していることを知っておこう。最も重要なのは，人工呼吸器アラームを作動させる臨界値の設定だ。

ICUで使われる人工呼吸器は，気道内圧，フロー（流速），換気量，呼吸回数など装置と患者に関係する指標を絶えずモニターし，そのほとんどすべてにアラームを設けている。残念なことに，看護師や医師の多くは呼吸器のアラームを無視するか，または反射的にモニター画面上のボタンを押して「黙らせる」。確かにアラームは，ほとんどまったく問題にならない場合があるが，生命に関わる重要な問題を知らせていることもある。だから人工呼吸器をつけた患者を管理する臨床医はすべて，個々のアラームがなぜあるかを知り，アラームが作動した原因と意味合いを理解する必要がある。主なアラームを表9.1に挙げる。

アラームが作動したら，まずベッドサイドに足を運び，モニター画面を見

表9.1　人工呼吸器のアラーム

- AC電源の電力損失
- 無呼吸
- 回路の接続不良
- 高気道内圧
- 低気道内圧
- 高呼気1回換気量
- 低呼気1回換気量（強制呼吸）
- 低呼気1回換気量（自発呼吸）
- 高分時換気量
- 低分時換気量
- 高呼吸回数（頻呼吸）
- 低呼吸回数
- 低F_{IO_2}
- 高PEEP
- 低PEEP

PEEP：呼気終末陽圧，F_{IO_2}：吸入酸素濃度

る。その意味と重要性を判断するにはこれしかない。すべての人工呼吸器は，直近のアラームの理由を表示する。そう，それも一度に複数。そして，少し前からどのアラームが作動していたかまで表示する。問題のアラームを見つけたとき，可能性のある原因をいくつか考えよう。そして，どうしたら問題を素早く的確に診断できるか，解決できるかを知っておこう。

本章では，最も一般的で，臨床上重要な人工呼吸器アラームだけを取り上げる。

- 高気道内圧
- 低気道内圧
- 高呼吸回数
- 低呼吸回数
- 低呼気1回換気量

高気道内圧

人工呼吸器で生み出された気道内圧（P_{AW}）は，呼気弁の近位で持続的に測定されることを思い出そう。ほとんどの装置は，リアルタイムで圧-時間曲線または圧-容量曲線をグラフィック表示し，1つ前の呼吸における最高気道内圧またはピーク圧（P_{PEAK}）をデジタル表示する。**気道内圧上限**は，通常ベースのP_{PEAK}よりも15〜20 cmH$_2$O高く設定される。

P_{AW}が設定した上限圧を超えると，人工呼吸器は直ちに吸気から呼気に転じ，患者にガスが送られなくなることを理解しておくのが大切だ。言い換えれば，その状態を起こした問題が見つかって解決されるまで，患者はほとんど換気されないということだ！

高気道内圧アラームで最もよくある原因は，患者の咳で生じるP_{AW}のスパイク様上昇だ。これは，ほとんどの場合自然におさまり，特に治療はいらない。患者と人工呼吸器が非同調で，吸気フローが終わる前に患者が呼気を出そうとすると，P_{AW}が急激に上昇する（第8章参照）。高圧アラームについてこの2つの原因が除外されたら，後はほとんど臨床医の設定した1回換気量が原因だ。すなわち，従量式（VC），圧調節型従量式（PRVC），換気量サポート（VS）呼吸のいずれかの場合である。

VC呼吸

従量式（VC）呼吸中，患者は設定された換気量とフローを受け取り，吸気を通じてP_{AW}が上昇する。図9.1に，一定の吸気フローで受動的なVC呼吸を行っているときのP_{AW}-時間曲線を示す。第1章で説明したように，人工呼吸中のP_{AW}は常に，粘性力（P_V）および弾性力（P_{ER}），呼気終末圧〔総PEEP

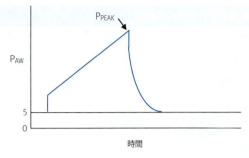

図 9.1 一定の吸気フロー，$PEEP_E$ が 5 cmH₂O で受動的な VC 呼吸を行っているときの P_{AW}-時間曲線。

($PEEP_T$)〕の合計に等しい。これは次の計算式で表される。

$$P_{AW} = P_V + P_{ER} + PEEP_T \tag{1}$$

$PEEP_T$ は，臨床医が設定した外因性 PEEP（$PEEP_E$）と，呼気時間が不十分で呼吸器系が平衡状態の容量に戻れないときに生じる内因性 PEEP（$PEEP_I$）（第6章，第7章参照）の和であることを思い出そう。

$$PEEP_T = PEEP_E + PEEP_I \tag{2}$$

P_V はレジスタンス（R）とフロー（$\dot{V}$）の積で，P_{ER} は供給された換気量（ΔV）を呼吸器系のコンプライアンス（C）で割った値に等しいから，式(1)は次のように書き換えられる。

$$P_{AW} = (R \times \dot{V}) + (\Delta V/C) + PEEP_T \tag{3}$$

何が VC 呼吸中の P_{PEAK} を決めるのか，といった問題だけに的を絞ると，式(3)は次のようになる。

$$P_{PEAK} = (R \times \dot{V}_{EI}) + (V_T/C) + PEEP_T \tag{4}$$

ここで，$\dot{V}_{EI}$ は吸気終末でのフロー速度，V_T は1回換気量である。

咳がなくて，患者と人工呼吸器に非同調がない場合，急激な P_{PEAK} 上昇を招く原因の残りは，式(4)に示されている。臨床医が $\dot{V}_{EI}$，V_T，$PEEP_E$ の設定を上げたばかりでなければ，表9.2に挙げた原因がある。

この表については，いくらか説明が必要だ。まず，「肺容量の増加」は V_T の増加ではなく，肺のある部分にそれまでよりも多くの容量が入ることだ。

表9.2 高気道内圧アラームの原因

呼吸タイプ全般
- 咳嗽
- 患者と人工呼吸器の非同調

VC,PRVC,VS呼吸
- P_Vの上昇
  - 気道抵抗の増大
    - 大きな気道または気管内チューブの分泌物
    - 気管内チューブの折れ曲がり
    - 気管支痙攣
- P_{ER}の上昇
  - 肺容量の増加
    - 右主気管支挿管
    - 気管支閉塞
    - 気胸
  - 呼吸器系のコンプライアンス低下
    - 肺水腫
- $PEEP_I$の増加
  - 呼気時間の短縮
    - 自発呼吸回数の増加
  - 呼気フロー速度の低下
    - 気道抵抗の上昇(上述)

PRVC,VS呼吸
- 呼吸ドライブあるいは呼吸努力の低下

VC:従量式,PRVC:圧調節型従量式,VS:換気量サポート,P_V:粘性を克服するのに必要な圧力(粘性力),P_{ER}:換気量により増加した弾性を克服するのに必要な圧力(弾性力),$PEEP_I$:内因性PEEP

例えば,右主気管支への挿管や,右または左主気管支の粘性分泌物による閉塞などでは,換気量のすべてが一方の肺に送られる。このとき肺のコンプライアンスは,低下することもあればしないこともある。コンプライアンスが変わらないときは,容量が倍になればP_{ER}も倍になる。過剰な伸展によりコンプライアンスが低下すると,P_{ER}はさらに上昇する。次に,気道分泌物の影響は,気管閉塞の範囲に依存する。気道内腔の狭窄は,レジスタンス(気道抵抗)とP_Vを上昇させる。今述べたような完全閉塞では,P_{ER}が上昇する。最後に,$PEEP_E$に変化がなければ,$PEEP_T$の上昇は$PEEP_I$の上昇による。

ところで,P_{PEAK}上昇の病因は,どうやって診断するのだろう? 第1ステップは,吸気終末ポーズでのP_{AW}の測定だ。第1章と6章,図9.2で示したように,フローが停止すると粘性が消失し,P_{PEAK}が急速に「プラトー」圧

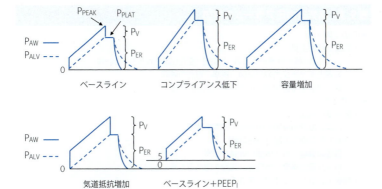

図 9.2 容量，気道抵抗，PEEP$_I$の増加，およびコンプライアンスの低下がP$_{PEAK}$，P$_{PLAT}$，P$_V$，P$_{ER}$に及ぼす影響

（P$_{PLAT}$）まで低下する。これは，呼吸器系の総弾性力（P$_{ER}$＋PEEP$_T$）に等しい。P$_{PEAK}$とP$_{PLAT}$の差は，吸気終末においてP$_V$を克服するのに必要な圧力だ。これによって君は，P$_{PEAK}$の上昇が，総弾性の増加によるものか粘性の増加によるものかを判別できる。

図9.2は，コンプライアンスの低下，気道抵抗の上昇，肺容量の増大，PEEP$_I$の増加がP$_{PEAK}$，P$_{PLAT}$，P$_V$，P$_{ER}$に与える影響を示す。P$_{PLAT}$の上昇と見合ったP$_{PEAK}$の急激な上昇は，コンプライアンスの低下，肺容量の増大，PEEP$_I$の増加のいずれかによる。もし，P$_{PLAT}$がP$_{PEAK}$よりずっと低値であれば，気道抵抗の増大による。例を挙げてみよう。P$_{PEAK}$が30 cmH$_2$Oから60 cmH$_2$Oに突然上昇したとする。P$_{PLAT}$が，55 cmH$_2$Oならば，君は表9.2を参照して，P$_{ER}$とPEEP$_I$が上昇する原因を探るべきだ。P$_{PLAT}$が25 cmH$_2$Oならば，P$_V$上昇の原因として列挙したもののどれかだろう。

P$_{PLAT}$が高値であれば，次のステップでP$_{ER}$またはPEEP$_I$の上昇があるかどうかを調べる。第6章，7章で詳しく述べたように，PEEP$_I$は呼気終末ポーズでPEEP$_T$を測定し，設定されているPEEP$_E$を差し引くことで計算される。P$_{ER}$は，P$_{PLAT}$とPEEP$_T$の差である。

吸気終末ポーズおよび呼気終末ポーズ中の計測は，患者の呼吸努力がほとんど，またはまったくないときに限って正確であることを思い出そう。必要に応じて，患者の呼吸ドライブを減らすために鎮静，または短期間の過換気が用いられる。

最後に，P$_V$，P$_{ER}$，PEEP$_I$の急激な上昇の原因を診断または除外診断する

表9.3 高気道内圧アラームの評価

- P_Vの上昇
  - 気道抵抗の上昇
    - いびき音（低音性連続性ラ音）と笛音（高音性連続性ラ音）の聴診
    - 気管内チューブ内の分泌物，狭窄，屈曲の確認
    - 気道吸引や気管支鏡によるP_{AW}の変化を評価
- P_{ER}の上昇
  - 肺容量の増加
    - 片肺における呼吸音の減弱，消失を聴診
    - 非対称な胸郭の膨らみを診察
    - 気管の偏位と皮下気腫の有無を診察
    - 右主気管支挿管，無気肺，気胸を調べるための胸部X線
  - 呼吸系のコンプライアンス低下
    - 肺水腫と心不全徴候の診察
    - 肺水腫を評価するための胸部X線
- $PEEP_I$の増加
  - 呼気時間の短縮
    - 直近，自発呼吸が増加していないかを確認
  - 呼気フロー速度の低下
    - 上記のような，気道抵抗増加の原因を評価

P_V：粘性を克服するのに必要な圧力（粘性力），P_{AW}：気道内圧，P_{ER}：換気量により増加した弾性を克服するのに必要な圧力（弾性力），$PEEP_I$：内因性PEEP

ために適切な検査を行う。表9.3に示すように，この検査には集中的な身体診察，胸部X線，気道の吸引，ときには気管支鏡検査が含まれる。当然，原因にもとづいた治療を行う。

PRVCおよびVS呼吸

VC呼吸と異なり，圧調節型従量式（PRVC）および換気量サポート（VS）呼吸での換気中はP_{AW}が一定である。しかし，臨床医が設定したV_Tを維持するためにはP_{AW}が変化することを思い出そう（第4章参照）。V_Tが増えれば，人工呼吸器はP_{AW}を下げる。V_Tが低下すれば，P_{AW}は上昇する。高気道内圧アラームは，設定されたV_Tを得るのに高いP_{AW}が必要となっていることを意味する。

式（3）は，P_V，P_{ER}，$PEEP_T$に急激な上昇があるとV_Tが低下し，これを代償するにはP_{AW}の上昇が必要となることを示す。つまるところ，高圧アラームの原因はVC呼吸中と同じである（表9.2）。さらに，PRVCとVS呼吸中のV_Tは一部，患者の吸気努力に規定されるので，呼吸努力や呼吸ドライブが大きく低下した場合もP_{AW}が上昇する。P_{AW}急上昇の評価はVC呼吸の場合と同じで，P_{PLAT}と$PEEP_I$を測定し，それから表9.3に挙げた診察と検査を実施する。

PCおよびPS呼吸

従圧式(PC)および圧サポート(PS)呼吸の吸気相では，P_{AW}が一定レベルに維持されるが，このP_{AW}は臨床医により設定され，呼吸ごとに変化しない。したがって，高気道内圧アラームはまれで，ほとんどは咳か患者-人工呼吸器間の非同調による。

低気道内圧

低気道内圧アラームは，P_{AW}が設定値(**気道内圧下限**)を下回るたびにトリガーされる。高気道内圧アラームに比べてはるかに頻度は少ないが，2つの重要な状況で作動する。1つは，呼吸器回路に設定圧または必要なP_{AW}に到達できないほど大きなリークが存在するときだ。これは，人工呼吸器回路が気管内チューブや気管切開チューブから外れたときによくみられる。もう1つは，VC呼吸中に患者の要求が設定したフローを上回るときだ。必要とするフローと設定されたフローの差が大きいほど，P_{AW}は大きく低下する(第8章の図8.7参照)。

高呼吸回数

このアラームは，患者の呼吸回数(RR)が**呼吸回数上限**を上回るときにトリガーされる。通常は，補助・調節(AC)換気や同期式間欠的強制換気(SIMV)モードの強制呼吸回数に10〜15回/分を上乗せした回数で設定される。自発呼吸モードでは30〜40回/分の間である。高呼吸回数(頻呼吸)アラームの意義は，呼吸器のモードによって異なる。

　ACとSIMV中の頻呼吸アラームは，患者が大きな分時換気量($\dot{V}_E$)を要求していること，設定された強制呼吸回数が患者の呼吸回数よりずっと少ないこと，(鎮静などで)患者の呼吸ドライブが減少して急激に$\dot{V}_E$が低下する(そしてPa_{CO_2}は上昇する)ことを意味している。これに対して臨床医は，高い$\dot{V}_E$が必要となっている原因を解明し，安全かつ最小の$\dot{V}_E$を送るべく強制呼吸回数を増やす必要がある。

　自発呼吸での呼吸回数の大きな増加は，多くの場合，V_Tの顕著な減少を伴っている。このとき，患者は呼吸疲労の状態にあるので，換気モードをACに戻そう。

低呼吸回数

自発呼吸中は**呼吸回数下限**を設定する。強制呼吸がないので，低呼吸回数アラームはほとんどの場合，患者が適切な$\dot{V}_E$を維持できていないことを意味している。すぐに，ACモードに切り替えよう。

低1回換気量

患者の換気モードがAC，SIMV，バイレベル換気［訳注：日本ではBIPAPと呼ばれる］に設定されているとき，**1回換気量下限**は，設定した1回換気量（V_T）または供給される換気量よりも，150～200 mL少ない量に設定するのが一般的である。自発呼吸モードでPS呼吸中は，通常アラーム閾値を100 mLに減らす。前述したように，低V_Tアラームは，高圧アラームに続くことが多い。高圧アラームでは，患者の換気がほとんど，もしくはまったくできていない状況であることを思い出そう。だから，呼気の1回換気量がとても低いのは当たり前だ。この問題は，2つのアラームが同時に作動するので簡単にわかる。一時的な咳によるアラームでない限り，臨床医はすぐに診断し問題を解決しなければならない。低1回換気量アラームは，呼吸器回路内の大きなリークによっても作動する。

表9.4に示すように，低1回換気量アラームのその他の原因は，従圧式（PC）と圧サポート（PS）呼吸中に限られる。表9.4に挙げた原因は，表9.2

表9.4　低1回換気量アラームの原因

呼吸タイプ全般
- 高気道内圧
- 大きなリークまたは人工呼吸器回路の接続不良

PC，PS呼吸
- P_Vの上昇
  - 気道抵抗の上昇
    - 大きな気道または気管内チューブの分泌物
    - 気管内チューブの折れ曲がり
    - 気管支痙攣
- P_{ER}の上昇
  - 肺容量の増加
    - 右主気管支挿管
    - 気管支閉塞
    - 気胸
  - 呼吸器系のコンプライアンス低下
    - 肺水腫
- $PEEP_i$の増加
  - 呼気時間の短縮
    - 自発呼吸回数の増加
  - 呼気フロー速度の低下
    - 気道抵抗の上昇（上述）
- 呼吸ドライブあるいは呼吸努力の低下

PC：従圧式，PS：圧サポート，P_V：粘性を克服するのに必要な圧力（粘性力），P_{ER}：換気量により増加した弾性を克服するのに必要な圧力（弾性力），$PEEP_i$：内因性PEEP

に示した高気道内圧アラームのそれと同じであることに注意しよう。これは，単なる偶然ではない。従量式（VC），圧調節型従量式（PRVC），換気量サポート（VS）の各呼吸タイプでは，換気量が一定で圧が変化することを思い出そう。もしP_V，P_{ER}，またはPEEPが上昇したら，V_Tを維持するためにP_{AW}も上昇する。PCとPS呼吸では圧が一定で，換気量は変化する。P_{AW}を増加させられないので，P_V，P_{ER}の上昇はV_Tの低下につながる。$PEEP_I$の上昇はP_{AW}の上昇で相殺されず（第4章参照），やはりV_Tを低下させる。最後に，フローと換気量は患者の吸気努力で変わるので，低V_Tアラームは呼吸ドライブや呼吸努力の低下，呼吸筋疲労によっても作動する。これは患者の努力がV_Tの重要な決定因子となるPS呼吸で起こりやすい。

　低1回換気量アラームが作動したら，人工呼吸器回路の大きなエアリークを点検しよう。高気道内圧アラームが同時に作動していたら，前述のように鑑別できる。これらの問題が除外されたら，PCまたはPS呼吸で管理されている患者は，集中的な身体診察や胸部X線，必要に応じて気管支鏡などの検査を行って評価しよう。驚くことではないが，低V_Tアラームと高P_{AW}アラームの評価は同じである（表9.3）。

Chapter 10
人工呼吸と心血管系

Thomas B. Rice, Matthew Gingo, John W. Kreit

人工呼吸は呼吸不全患者の酸素化と換気を劇的に改善するが，一方で多くの合併症を招く。肺胞の過膨張や破裂が肺に悪影響を及ぼし，急性肺傷害を進行させて，気胸や縦隔気腫，皮下気腫を引き起こす。また，人工呼吸は胸腔内（胸郭内）圧に影響を及ぼして心機能を損なう。これはよくみられ，ときに重大な問題を引き起こす。本章では，こうした合併症を予測，診断し，適切に治療するための情報を提供しよう。

はじめに心血管系の生理学に的を絞って概説し，それから胸腔内圧の変化がそこに及ぼす影響について議論する。次に，人工呼吸が心機能に与える影響をまとめる。最後に，人工呼吸と心血管系の相互作用を示す一般的な臨床例をいくつか提示しよう。

心血管生理の要点

心臓
心拍出量（CO）は，心拍数（HR）と1回拍出量（SV）の積である。

$$CO = HR \times SV \tag{1}$$

SVは3つの要素で決まる。
- 前負荷
- 後負荷
- 収縮力

前負荷
学術的にいえば，前負荷は心室収縮直前の心筋長である。Starlingの法則によると，収縮力はあるポイントまで心筋長とともに増大する。実際の前負荷は測定できないので，右室拡張終期容積（RVEDV）と左室拡張終期容積

(LVEDV)で代用する。LVEDVと心室収縮中に生じる力の関係を図10.1に示す。

心室の前負荷は3つの要素で決まる。
- 体循環や肺循環から，右房（RA），左房（LA）へ戻る血液の量
- 拡張期の持続時間，すなわち心室充満に費やせる時間
- 心室コンプライアンス
  - 血液が心房から心室へ流れるのは，圧勾配が存在する間に限られる。心室コンプライアンスが低下（心室スティフネスが増大）すると，心室圧はより急速に上昇し，心室充満が減少する（図10.2）。これがいわゆる拡張機能不全だ。

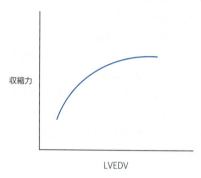

図10.1 左室拡張終期容積（LVEDV）と心室収縮中に生じる収縮力の関係。心筋長，あるいは心室容積が増加すると，収縮力は急激に増大し，その後プラトーに達する。

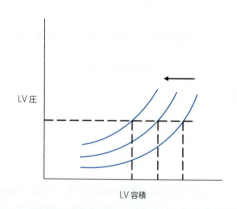

図10.2 拡張期の心室内圧と容積の関係。心室コンプライアンスが低下するほど（矢印），同じ心室内圧のときに心室に流入する血液量が減少する（破線）。LV：左室

後負荷

後負荷は，収縮期に血液を駆出するために，両心室が生み出さなければならない圧力だ。肺循環は低圧で抵抗が小さいため，通常右室の後負荷は小さく，心室収縮は小さな圧を生み出せばよい。体循環は高圧で体血管抵抗がずっと大きく，左室の後負荷もその分大きくなるので，左室は収縮期により大きな圧を発生させなければならない。

収縮力

心収縮力は，収縮期に圧を生み出す心室固有の能力だ。心収縮力は心筋を傷害する種々の疾患で低下する。図10.3に示すように，収縮力の違いは，SVと拡張終期容積（EDV）の関係をプロットした一連の**心室機能曲線**で表される。

前負荷，後負荷，収縮力の相互作用

前負荷，後負荷，収縮力の変化がSVとLVEDVに及ぼす影響を図10.4に示す。上述のように，収縮力が増減すると曲線は上下に移動する。前負荷が変化すると，SVは1つの収縮力曲線上で変化する。この曲線の形から，いったん適切な前負荷が得られたら，SVはそれ以上ほとんど増加しないことがわかる。最後に，心室の後負荷減少はSVを増加させ，EDVを減少させる。後負荷が増加するにつれてSVは減少し，EDVが増加する。

体循環と肺循環

動静脈の血流量（$\dot{V}$）は血管内の圧勾配（ΔP）に比例し，血管抵抗（R）に反比例する。

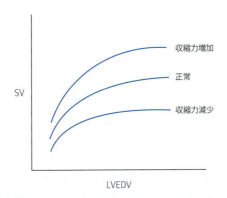

図10.3 1回拍出量（SV）と左室拡張終期容積（LVEDV）の関係でみた収縮力が変化したときの心室機能曲線。

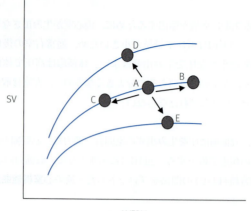

図 10.4 前負荷の増加 (A→B)，減少 (A→C) は，1つの曲線上でSVを変化させる。後負荷減少または収縮力増加 (A→D) でSVは増加し，このときLVEDVは減少する。収縮力減少または前負荷増加 (A→E) でSVは減少し，LVEDVは増加する。

$$\dot{V} = \Delta P/R \tag{2}$$

式 (2) を変形させると，以下のようになる。

$$R = \Delta P/\dot{V} \tag{3}$$

これを体循環全体で考えると，$\dot{V}$ は心拍出量 (CO) に等しく，ΔP は平均動脈圧 (MAP) と右房圧 (RAP) の差で，Rは体血管抵抗 (SVR) だ。

$$SVR = (MAP - RAP)/CO \tag{4}$$

肺循環に流れる血流量もCOに等しいが，血流を生み出す圧勾配は平均肺動脈圧 (MPAP) と左房圧 (LAP) の差で，Rは肺血管抵抗 (PVR) だ。

$$PVR = (MPAP - LAP)/CO \tag{5}$$

気道抵抗と同様，血管抵抗は，血流が層流か乱流かによって血管径の4乗あるいは5乗に反比例する (第1章参照)。例えば，もし血管径が半分になったら，血管抵抗は16 (2^4) 〜32 (2^5) 倍になる。

　高い血管内圧と血管抵抗をもつ体動脈は，平滑筋層が発達した厚い血管壁をもつ。SVRは血管平滑筋の収縮と弛緩によって，小動脈や細動脈のレベルで調整される。

肺動脈は，血管内圧と血管抵抗が低く，ほとんど平滑筋のない薄い血管壁をもつ。コンプライアンスが比較的高いため，PVRはいわゆる「受動的な」要素で決定され，これは平滑筋の活動とは関係なく動脈を拡張させたり収縮させたりする。そうした要素のうち最も重要なのは，心拍出量，肺容量，胸腔内圧だ。ここでは後2者に的を絞る。

　PVRは，肺血管の表面に作用する圧力から，2つのグループに分けて考えるとわかりやすい。肺胞壁を通る毛細血管は肺胞内圧に曝され，肺胞血管と呼ばれる。肺動脈と肺静脈は肺胞外にあり，その径や抵抗は主に胸腔内圧によって決定される（次節参照）。

　体静脈，肺静脈は双方とも壁がきわめて薄く，平滑筋がほとんどなく，構造的な堅牢さがまったくない。したがって，静脈径と抵抗は血管壁を介した圧勾配次第で大きく変化する。

胸腔内圧と心血管系

臓側胸膜は完全に両肺を覆い，壁側胸膜は胸壁，横隔膜，縦隔につながっているため，心臓，上大静脈，肺動静脈，胸部大動脈を含む胸郭内のすべての器官は常に胸腔内圧（P_{PL}）に曝されている。これには3つの重要な意味合いがある。

　1つ目は，図10.5に示すように，P_{PL}が変化するとコンプライアンスに比

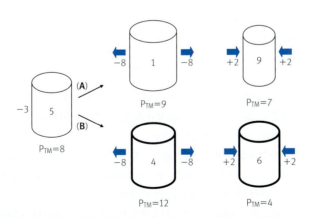

図 10.5　胸腔内圧（P_{PL}）の増減が，高いコンプライアンス（**A**），および低いコンプライアンス（**B**）をもつ胸郭内血管の直径，血管内圧，壁内外圧差（P_{TM}）に及ぼす影響。P_{TM}は血管内圧－外圧である。

例してそれぞれの構造物の「内圧」が変化することだ。言い換えると，血管壁や心室壁がより薄く柔軟であれば（コンプライアンスが高ければ），血管内あるいは心腔内（IV/IC）圧はP_{PL}の変化でより大きく変化する。これについて考えてみよう。もし君が膨らんだ風船を押しつぶしたら，風船の内圧はおおかた君の手が作り出した圧だけ上昇するだろう。しかし，君が鉄パイプを押しつぶそうとしたら，その内圧は変化しない。もちろん，心臓や血管の壁は鉄パイプよりも風船に近いが，それでも実際はそれぞれにコンプライアンスが違う。コンプライアンスは上大静脈と肺静脈で最も高く，心房，肺動脈，右室，左室，大動脈の順に低くなる。

2つ目に，P_{PL}の増減は，大血管や心腔の内圧から外圧を引いた，いわゆる**壁内外圧差**（P_{TM}）を変化させる。これは，P_{PL}がIV/IC圧だけでなく，実際上それぞれの構造物の外圧にも影響を与えるからだ。図10.5からわかるように，P_{TM}の変化は，P_{PL}がIV/IC圧に及ぼす影響で決まる。コンプライアンスが大きい場合，IV/IC圧が大きく変化すれば，P_{TM}の変化は比較的小さい。一方，P_{PL}のIV/IC圧に与える影響が小さい場合は，P_{TM}の変化が大きくなる。P_{PL}とP_{TM}は逆に変化することも覚えておこう。つまり，P_{PL}が上がればP_{TM}は下がり，P_{PL}が下がれば（マイナス方向に大きくなれば）P_{TM}は上がるのだ。

最後に，P_{TM}の変化は大血管や心腔の容量と大きさを，そのコンプライアンスに比例して変化させる。第1章を思い出そう。コンプライアンス（C）は，壁内外圧差の変化（ΔP_{TM}）に対する容量変化（ΔV）の比率だ。

$$C = \Delta V / \Delta P_{TM} \tag{6}$$

この式を変形すると，以下のようになる。

$$\Delta V = C \times \Delta P_{TM} \tag{7}$$

だから，血管や心腔の壁が薄く，柔らかいほど（つまりコンプライアンスが高くなるほど），ΔP_{TM}あたりの容量変化が大きくなる。壁が硬いと（コンプライアンスが低いと）容量変化が小さい。

この理屈をしっかり理解するために，もう一度図10.5を見てみよう。血管のコンプライアンスが高い場合，P_{PL}の変化に対するP_{TM}の変化は比較的小さいが，血管径（と血管抵抗）は大きく変化する。コンプライアンスが低い場合は，同じP_{PL}の変化で，P_{TM}が大きく変化するが，血管径の変化は小さい。

ここで，自発呼吸時と人工呼吸時において，P_{PL}の変化が心血管機能に及

ぼす影響を見てみよう。

自発呼吸

第1章を思い出そう。P_{PL}は通常，呼気終末にはわずかに陰圧である（大気圧より低い）。これは，肺と胸壁の弾性で臓側胸膜と壁側胸膜が反対方向に引っ張られて，胸膜腔の容積がわずかに増え，圧が下がるからである。一定の温度下では気体の圧と容量の積は同じである，というBoyleの法則に従っているのだ。だから，容量が増加したら圧は必ず低下する。吸気筋群が胸壁を拡張させると，肺の容量と弾性が増加する。これによって胸膜はまた少し引き離され，P_{PL}がさらに低下する。P_{PL}は吸気終末に最低値（最大の陰圧）となる。

これまでの理屈から，いくつかの関係が導かれる（図10.6）。

吸気時：

- 胸郭内の静脈や右房の圧は下がり，壁内外圧差（P_{TM}）や容量は増加する。

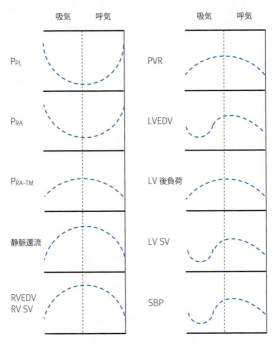

図10.6 自発呼吸時に起こる血行動態変化を表す模式図。P_{PL}：胸腔内圧，P_{RA}：右房圧，P_{RA-TM}：右房圧−壁内外圧差，RVEDV：右室拡張終期容積，RV SV：右室1回拍出量，PVR：肺血管抵抗，LVEDV：左室拡張終期容積，LV SV：左室1回拍出量，SBP：収縮期血圧

- 右房への血流（静脈還流）は増加する。
    - 血流は血管内圧の差に比例し，血管抵抗に反比例すること〔式(2)〕を思い出そう。静脈還流は，右房と胸郭外の静脈の圧勾配が大きくなるにつれ，また胸郭内の静脈の血管抵抗が小さくなるにつれ増加する。
- 静脈還流の増加は，右室拡張終期容積（RVEDV）（RV前負荷）と右室1回拍出量（RV SV）を増加させ，右室は血液容量とP_{TM}の増加に伴って拡張する。
- 肺血管抵抗（PVR）は増加する。
    - 肺容量が増加するにつれ，肺胞毛細血管は，拡張した肺胞により伸展・圧排され，抵抗が増大する。肺胞外肺血管は拡張し，その抵抗はP_{PL}の減少とともに低下する。図10.7のように，これらの変化の結果，全体のPVRは「増大」する。RV後負荷は，PVRの上昇に伴い増加する。
- 肺循環に存在する血液量は，肺胞外の動静脈が拡張することで増加する。
- 左室拡張終期容積（LVEDV）（LV前負荷）は，初期には減少する。
    - より多くの血液が肺循環にとどめられ，左室に到達する量が減る。
    - 全体の心室容積は心膜によって制限されているので，右室の前負荷とサイズが増大すると，左室は圧排され，心室内圧は上昇する。これにより拡張期の充満が減少する。
- 右室から拍出された大量の血液が左室に到達するために，LVEDVは吸気後半に増加する。
- LV後負荷は，吸気相を通して増加し続ける。
    - P_{PL}と左室内圧が低下するにつれ，大動脈弁を開放し大動脈に血液を駆

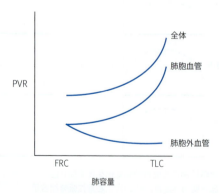

図10.7 自発呼吸中の肺容量と肺血管抵抗（PVR）の関係。総抵抗（全体）は，肺胞血管と肺胞外血管の抵抗の合計である。FRC：機能的残気量，TLC：全肺気量

出するためには，心室収縮でより高い圧が作り出されなければならない[†]。

- 左室1回拍出量（LV SV）は最初，前負荷の低下と後負荷の増加によって減少する。吸気の後半では，右室から駆出された血液が左室に到達することにより増加する。

P_{PL}は，ゆったりした受動的な呼気の間に正常な大気圧より低いレベルに戻り，IV/ICとP_{TM}はベースラインに戻り，血行動態の変化は消失する（図10.6）。

自発呼吸は正味の効果として，主に静脈還流の増大によりLV SVとCOを増加させる。吸気のはじめには，左室の前負荷とSVが一時的に減少するために，通常血圧がわずかに低下する。吸気後半と呼気には，LV前負荷の上昇とLV後負荷の減少とともに，血圧が上昇する（図10.8）。

自発呼吸に伴う血行動態的影響は，P_{PL}の変化とともに増大する。例えば喘息や慢性閉塞性肺疾患（COPD），上気道閉塞疾患の患者ではしばしば，吸気中にP_{PL}が大きく減少し，これが静脈還流やCOをさらに増大させる。また，吸気時の血圧低下を増強し，いわゆる奇脈を起こすこともある。

人工呼吸

「受動的（患者努力のない）」吸気時には，胸膜腔の容積が減少する。これは，肺が内側から風船のように膨張し，臓側胸膜は壁側胸膜に向けてどんどん押されるからである。Boyleの法則どおりに，P_{PL}は吸気を通して増加する（陰圧が減少する）。肺容量が胸壁の平衡状態容量を超え，胸壁の弾性力が拡大した肺に向かって内側に向いたとき，胸腔内圧は陽圧になる（大気圧を超える）（第1章の図1.3参照）。

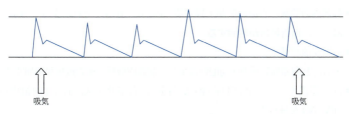

図10.8 自発呼吸中の動脈圧変化。呼吸ごとに収縮期血圧が低下し，その後上昇する。

---

† P_{PL}の変化は胸部大動脈圧にも同様の低下をもたらすが，LV後負荷の主な決定因子である腹部大動脈圧は腹腔内圧上昇とともに増加する。

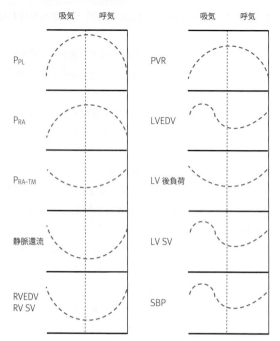

図 10.9 人工呼吸中の血行動態変化を表す模式図。P_{PL}：胸腔内圧, P_{RA}：右房圧, P_{RA-TM}：右房圧－壁内外圧差, RVEDV：右室拡張終期容積, RV SV：右室 1 回拍出量, PVR：肺血管抵抗, LVEDV：左室拡張終期容積, LV SV：左室 1 回拍出量, SBP：収縮期血圧

P_{PL}の上昇以降，人工呼吸の血行動態への影響は自発呼吸とほぼ逆になる（図 10.9）。

吸気時：

- 胸郭内の静脈と右房の圧が上昇する。P_{TM}が下がり，それによって容量が減少し，血管抵抗が増加する。
- 静脈還流が減る。
  ・右房と胸郭外静脈の圧勾配が減少し，胸郭内静脈の血管抵抗が増加する。
- 静脈還流の減少は RVEDV（RV 前負荷），右室サイズ，右室 1 回拍出量（RV SV）を減らす。
- 肺血管抵抗（PVR）が増加する。
  ・人工呼吸時は，自発呼吸時よりも PVR の増加が「大きい」（図 10.10）。
  ・肺胞血管は自発呼吸時と同じ力に曝され，その抵抗は肺容量とともに増

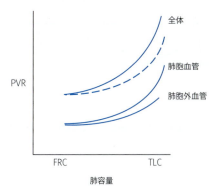

図 10.10 人工呼吸時の肺容量と肺血管抵抗（PVR）の関係。総抵抗（全体）は，肺胞血管と肺胞外血管の抵抗の合計である。比較のために，自発呼吸中の総PVR（点線）を示す。FRC：機能的残気量，TLC：全肺気量

加する。
  ・P_{PL}の上昇は肺胞外肺血管のサイズを減少させ，その抵抗を「増加」させる。
- RV後負荷は，PVRの上昇とともに増加する。
  ・PVRが大きくなるにつれて，人工呼吸中のRV後負荷は自発呼吸中よりも「大きく」なる。
- 肺循環に含まれる血液量は，肺胞外動静脈が縮小するにつれて減少する。
- LVEDV（LV前負荷）は初期には上昇する。
  ・血液は肺循環を出て左房に入る。
  ・右室の前負荷とサイズが減少すると，左室充満が改善する。
- 右室から拍出される血液が減るため，LVEDVは吸気後半に減少する。
- LV後負荷は，吸気相を通して減少する。
  ・P_{PL}と左室内圧が上昇するにつれ，収縮期に左室が生み出す圧は小さくなる。
- 左室1回拍出量（LV SV）は前負荷の一時的な上昇により，初期には増加する。吸気後半では，静脈還流の減少により低下する。

自発呼吸と同様，呼気は通常受動的に行われ，P_{PL}，P_{TM}，血管内あるいは心腔内（IV/IC）圧は次の人工呼吸までにベースラインに戻る。

通常，静脈還流の低下がLV後負荷の減少を上回るため，人工呼吸はSVとCOを減少させることになる。驚くことではないが，自発呼吸時と比べると，人工呼吸時にはCOと換気位相の関係が逆転する。血圧は吸気のはじめ

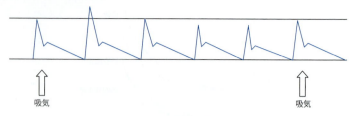

図 10.11 人工呼吸中の動脈圧変化。換気ごとに収縮期血圧は上昇し，その後低下する。

に上昇して，ベースラインに戻る前に減少するのが普通だ（図10.11）。

　理解してもらえたと思うが，人工呼吸中の血行動態は，P_{PL}の上昇に直接的な影響を受ける。これは，どの程度肺が膨らんだかに依存するということだ。なぜなら，肺容量が増加し肺が拡張するにつれ，胸膜の表面が互いに近づくからである。つまり，1回換気量は，人工呼吸中の血行動態に関する重要な決定因子の1つなのだ。肺容量とP_{PL}を増加させる点で，総PEEP（$PEEP_T$）も決定因子の1つである。第6章と7章で述べたように，$PEEP_T$は，臨床医が加える外因性PEEP（$PEEP_E$）と呼吸器系が平衡容量に戻るまでに十分な呼気時間をとれなかったときに生じる内因性PEEP（$PEEP_I$）の合計である。1回換気量とは異なり，$PEEP_T$は呼吸サイクルを通して肺容量とP_{PL}を増加させる。

　肺容量，P_{PL}，血行動態に対するPEEPの影響は，呼吸器系のコンプライアンス次第だということを覚えておこう。コンプライアンスが高いとき（肺気腫など），PEEPは肺容量とP_{PL}を大きく増加させ，血行動態に重大な結果をもたらしがちだ。コンプライアンスが低いとき（ARDSなど），PEEPは肺容量，P_{PL}，血行動態にあまり影響を与えない。

　$PEEP_T$と同様，気道内圧（P_{AW}）と肺胞内圧（P_{ALV}）は直接P_{PL}に影響しない。つまり，これらの圧が胸膜腔に何らかの様式で「伝播する」わけではない。コンプライアンスに比例して肺容量とP_{PL}を変化させる点だけが重要なのだ。だから，高いP_{AW}やP_{ALV}は，コンプライアンスが低い場合よりも高い場合に，血行動態に大きな悪影響を与える。

　ここまでは，受動的な人工呼吸で起こる変化についてのみ述べてきた。では，患者が能動的に吸入したり，呼出したりしたらどうなるだろう？　吸気努力は，直接的に胸壁を拡張させることでP_{PL}の増加を減らす。実際，激しい呼吸努力は，吸気時間の大部分でP_{PL}を減少させる。能動的な呼気の間，

腹部の筋収縮は肺に対して胸壁を引き下げ、それによりP_{PL}が増加する。患者の呼吸努力によって、人工呼吸の血行動態に及ぼす影響が大きく変わることは明らかだ。

大切な臨床シナリオ

さて、ここからは人工呼吸中のP_{PL}に関連した血行動態変化の臨床的な重要性について、2、3のよくみられる状況を取り上げつつ説明していこう。

人工呼吸の開始

挿管直後は低血圧になることが多い。それは、鎮静薬や麻酔薬による血管抵抗の低下や、内因性カテコラミンの分泌低下に起因することもある。しかし多くの場合、低血圧は、自発呼吸から人工呼吸に切り替わったことによる静脈還流や心拍出量の低下が原因である。この血圧の低下は、基本的には輸液負荷で解決するので、挿管前には必ず適切な静脈ルートを確保しなければならない。低血圧が続くときは、循環血液量減少、重症気道閉塞、右室不全が原因であることが多い。

循環血液量減少

古くから、P_{PL}の変化が血行動態へ与える影響は、血管内容量によってさまざまに変化すると考えられている。特に、これらの影響は血管内容量が減少したときに顕著になる。このことは、図10.12に示した正常な心室機能曲線を見るとわかる。血管内容量や左室前負荷が多ければ、人工呼吸による静脈還流や左室前負荷の低下が1回拍出量(SV)、心拍出量(CO)、血圧に与える影響はほとんどないだろう。一方、血管内容量や左室前負荷が少なければ、左室前負荷の低下が同程度でも、血行動態に大きな影響を与えることになるだろう。

これが、受動的な人工呼吸による血圧変化(図10.11)を見れば輸液負荷で血行動態が改善するかどうか(輸液反応性)を予測できるとする根拠である。例えば、人工呼吸で収縮期血圧(SBP)や脈圧(PP)が大きく変化するなら、患者はおそらく心室機能曲線の立ち上がりの部分にいて、輸液負荷が左室1回拍出量やCOを大きく増加させるだろう。しかし、SBPやPPの変化がほとんどないなら、左室前負荷はおそらく最適化されており、前負荷を増やしてもその利益はほとんどないだろう。

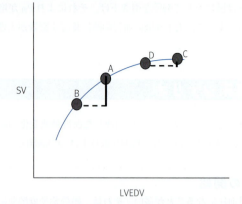

図10.12 左室拡張終期容積（LVEDV）が心室機能曲線の立ち上がり部分にあるとき，人工呼吸による左室前負荷の低下（点線）は，SV（A→B）と血圧を大きく低下させる。LVEDVが心室機能曲線の水平部分にあるとき，左室前負荷の低下はSV（C→D）や血圧にほとんど影響を与えない。SV：1回拍出量

重症閉塞性肺疾患

最も一般的な原因はCOPDであるが，重症気道閉塞の患者は，呼吸器系が元の平衡状態に戻るまで完全に呼出しきる時間をとれないことが多い。つまり，呼気終末に肺胞陽圧（$PEEP_I$）が残存することになるわけだ。

前述したように，$PEEP_I$も$PEEP_E$も呼吸サイクルを通してP_{PL}を増加させ，静脈還流，CO，血圧を下げる。低血圧は外因性PEEPよりも内因性PEEPによって起こりやすい，と長い間考えられてきた。しかし，PEEPの種類は関係ないと心得よう。問題は，実際にそれが起こる臨床状況だ。$PEEP_E$は急性肺傷害（ALI）や急性呼吸促迫症候群（ARDS）患者の酸素化を改善するために使われる。これらの患者は肺のコンプライアンスが低いため，$PEEP_E$は肺容量やP_{PL}をあまり増加させず，通常は血行動態にほとんど影響しない。一方$PEEP_I$は，動的肺過膨張（第7章参照）によって高肺容量となった患者に生じるため，著明なP_{PL}増加や血行動態の悪化をずっと伴いやすいのだ。

動的肺過膨張とその有害事象は，呼気時間（T_E）を長くとることで減らせる。つまり，設定した呼吸回数や1回換気量を減らせばよい。$PEEP_I$で誘発された低血圧は，通常，晶質液を大量投与して体静脈圧と静脈還流を増加させることで治療できる。

右室不全

人工呼吸はしばしば,肺高血圧症や右室不全の患者で深刻な低血圧をきたす。背景となる病態生理が完全に解明されているわけではないが,図10.13に一連の血行動態変化を示した。

人工呼吸はP_{PL}を増加させ,それにより静脈還流と右室前負荷は減少するが,一方で肺血管抵抗(PVR)と右室後負荷は増加する。これら2つの影響で,右室の収縮機能障害がさらに悪化し,右室1回拍出量が減少する。これによって左房に流入する血液量が減り,左室前負荷,SV,CO,血圧が低下する。

右室容積は,静脈還流と後負荷の変化が及ぼす相対的な影響で,増えることも減ることもある。もし前負荷の低下が優位であれば,右室容積は減少する。もし後負荷の増加がより大きければ,右室の収縮終期容積,拡張終期容積はともに増加し,心室は拡張する。これにより左室は圧排され,拡張期充

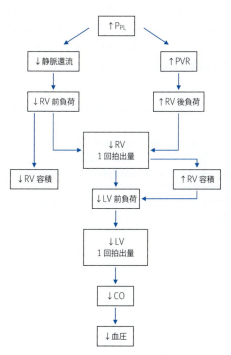

図10.13 右室不全患者で,人工呼吸中に起こる一連の血行動態変化。P_{PL}:胸腔内圧,RV:右室,LV:左室,CO:心拍出量,PVR:肺血管抵抗

満が阻害されて，左室機能と血圧はさらに低下することになる。

左室不全

上に述べたシナリオとは異なるが，人工呼吸は通常，左室収縮不全をもつ患者の心機能と血行動態を「改善」する。というのも，増加したP_{PL}が静脈還流，右室前負荷，左室前負荷を減少させ，同時に左室後負荷を減少させるからだ。図10.4に示すように，これは毛細血管の静水圧と肺水腫を低減させる一方で，SVとCOを増加させる。つまり，人工呼吸は本質的に，心不全で使用される薬物と同様の働きをするのだ。

左室機能不全患者が人工呼吸器を「離脱する」ときは，この効果がとても重要になる。第12章で述べるが，抜管の適否を判定する自発呼吸トライアルでは，しばしば低めの陽圧が使用される。左室機能不全の患者は，このトライアルではうまくいくが，抜管後すぐに肺水腫を生じてしまうことが多い。これは，自発呼吸への切り替えに伴う左室前負荷と後負荷の急な増加に起因する。

この合併症のリスクは，抜管前に（通常は利尿薬で）左室前負荷を積極的に減らすことで最小限に抑えられる。左室機能不全患者では，Tピースを使った真の自発呼吸トライアルも推奨されており，これによって自発呼吸が血行動態に与える影響を抜管前に正確に評価できる。

参考文献

1. Fessler HE. Heart-lung interactions. *Eur Respir J* 1997; 10: 226-237.

この文献は，人工呼吸中の心肺相互作用に関する最もよい総説である。

2. Perel A. The physiological basis of arterial pressure variation during positive-pressure ventilation. *Reanimation* 2005; 14: 162-171.

この文献は心肺相互作用についての総説で，人工呼吸中の収縮期血圧と脈圧の変動に関する生理学的基礎について解説している。

人工呼吸と個別疾患

Chapter 11

Matthew E. Woodske, John W. Kreit

本書全体にわたり説明してきた考え方は，おおかた，人工呼吸を必要とするすべての患者に適用できる。しかし，特別な配慮や治療が必要となる，特有の病態生理をもつ疾患がいくつかある。最も重要なのが急性呼吸促迫症候群，重症閉塞性肺疾患，肺高血圧だ。

急性呼吸促迫症候群（ARDS）

急性呼吸促迫症候群（acute respiratory distress syndrome：ARDS）は，重篤な，ときに難治性の低酸素血症を起こす。病態は急性の経過をたどり，そこに3つの明確な特徴をもつ。
- 胸部X線で両肺野に浸潤影を認める
- 静水圧上昇による肺水腫の臨床的な証拠がない
- 動脈血酸素分圧（Pa_{O_2}）と吸入酸素濃度（$F_{I_{O_2}}$）の比率（P：F比）が200未満になる

ARDSは特定の疾患ではなく症候群であり，原因も多岐にわたる。表11.1に示すように，肺炎など直接的な肺傷害もあれば，敗血症や重症膵炎

表11.1　ARDSの原因

直接肺損傷	間接肺損傷
肺炎	敗血症
大量誤嚥	ショック
肺挫傷	急性膵炎
溺水	多発外傷
気道損傷	薬物過量摂取
脂肪塞栓	輸血

など胸郭外病変によることもある。ARDSはよくみられる病態だが、死亡率や罹患率は高い。米国では毎年のべ300万日以上の入院と、200万日のICU入院の原因となり、年間約75,000例が死亡している。

病態生理

ARDSは、肺毛細血管の透過性に異常が起こる病気である。これが肺胞の溢水と、正常時に肺胞虚脱を防いでいるサーファクタントの喪失を引き起こす。肺胞には3種類ある。液体で満たされた肺水腫の肺胞、虚脱して含気がなくなった肺胞（無気肺）、気体で満たされた肺胞だ。実際、CT画像ではこれら3種類の肺胞を見分けられる。仰臥位では、下になった肺の背側領域が通常濃い浸潤影で白く見え（液体が充満）、上になった腹側領域は気体で満たされて黒く見える。無気肺の肺胞領域はこれら2つの移行部だ。

人工呼吸中、運ばれてきた気体の大部分は当然、開通している比較的正常な肺胞に入る。残りは、これまで無気肺となっていて人工呼吸中に開通した、あるいは圧をかけられて「リクルート」された肺胞に入る。気体は、液体が詰まった肺領域には運ばれない。だから、ARDS患者の肺は実際にはとても小さく、これが最も重要な病態生理学的特徴なのである。

ARDSに特徴的な高度の低酸素血症は、液体で満たされた肺胞や無気肺となった肺胞への血流が、右-左シャントを生み出すことで起こる。換気されていない肺領域を通る血流の割合（シャント分画）が増えるほどPa_{O_2}は低く

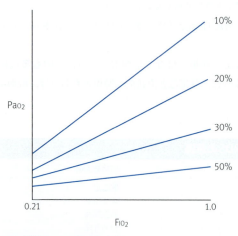

図11.1 シャント分画が10%、20%、30%、50%となったときの、動脈血酸素分圧（Pa_{O_2}）と吸入酸素濃度（$F_{I_{O_2}}$）の関係。

なり，F_{IO_2}を上昇させても効果が小さくなる(図11.1)。

人工呼吸

- ARDS患者における換気補助の目標は2つある。
  - 「適切な」動脈血酸素飽和度(S_{aO_2})の維持
  - 人工呼吸による肺損傷の予防

動脈血酸素飽和度

ほとんどの患者は，高F_{IO_2}と呼気終末陽圧(PEEP)で適切なS_{aO_2}が得られる。ヘモグロビンの酸素解離曲線がS字型であるため，91〜93％を目標にするのが合理的だ。そうすれば，わずかな肺機能低下で急激なS_{aO_2}の低下を起こす事態を防げるからである。しかし，S_{aO_2}の値に「安全」と「危険」のはっきりした線引きはできないことをしっかり覚えておこう。だから，私はわざと「適切な」という曖昧な言葉を使っているのだ。第6章で述べたように，S_{aO_2}はもっと重要な指標である組織への酸素運搬量($\dot{D}_{O_2}$)の1つの指標にすぎない。ヘモグロビン濃度(Hb)と心拍出量(CO)の変化のほうが，酸素運搬にずっと大きな影響を及ぼすことを思い出してほしい。

$$\dot{D}_{O_2} = 1.34 \times Hb \times S_{aO_2}/100 \times CO \times 10 \qquad (1)$$

頭に刻んでおくべき要点は3つだ。1つ目は，たとえ上がろうと下がろうと，S_{aO_2}の変化は$\dot{D}_{O_2}$に比較的小さな影響しか与えないこと。2つ目は，ヘモグロビン濃度の重要性を忘れないことである。そして3つ目が，S_{aO_2}を上昇させてもCOや$\dot{D}_{O_2}$を減らすことになるような治療に気をつけることだ！

人工呼吸器関連肺傷害(VILI)

人工呼吸が元々の肺傷害を一段と悪化させ，ARDSの重症度を上げて罹患期間を延ばすことについては，経験にもとづいた数多くのエビデンスがある。ほとんどの人工呼吸器関連肺傷害(ventilator-induced lung injury：VILI)は，開存していて気体で満ちている肺胞の過膨張が原因と考えられている。

低1回換気量での人工呼吸は，いわゆる「容量損傷(volutrauma)」を減らし，ARDS患者の生存率を改善することが示されている。研究上の一里塚ともいえる重要な多施設前向きランダム化試験によると，理想体重(IBW)をもとに6 mL/kg未満の1回換気量でプラトー圧(P_{PLAT})が30 cmH₂O未満になるよう換気した患者は，IBWあたり12 mL/kgで換気した患者と比べて，明らかに死亡率が低かった。ARDSには，その治療法をめぐって数え切れないほど臨床試験がある。しかし，低1回換気量での人工呼吸は，死亡率を下げることが示された「唯一の」治療法であり，ARDSの管理においてきわめて

重要な役割を担っている。

低1回換気量では，1回換気量に対する死腔量の割合（V_D/V_T）が増えて，CO_2排出量が減少する（第1章参照）。しばしば十分な肺胞換気を維持できるほど呼吸回数を増やせないことがあり，このときPa_{CO_2}は増加する。ただ幸運なことに，呼吸性アシドーシスにはかなり耐えられるため，俗にいう「高二酸化炭素許容法」のコンセプトで，治療は通常必要ない。もし必要なら，動脈血pHを7.20超に保つために重炭酸ナトリウムを経静脈投与してもよい。

呼気終末陽圧（PEEP）

F_{IO_2}の増加はPa_{O_2}やSa_{O_2}にあまり影響を与えないので（図11.1），人工呼吸の戦略では無気肺の肺胞をリクルートして，シャント分画を減らすことが中心となる。最も一般的なのはPEEPを使用して，呼気の間ずっと，気道と肺胞を陽圧に維持し続ける方法だ（第1章参照）。PEEPがないと，吸気時の陽圧で開通した肺胞が，呼気の間に再び虚脱する。PEEPが増加するにつれ，呼吸サイクルの間ずっと開存できる肺胞が増え，結果として通常Pa_{O_2}やSa_{O_2}が進行性に改善する。またPEEPは，肺胞が開存と閉塞を繰り返すことでもたらされる「ずり応力」を取り除き，VILIを軽減させる可能性ももつ。

残念なことに，PEEPにはいくつかの有害な作用がある。1つ目は，第10章で述べたように，PEEPに起因した胸腔内圧（P_{PL}）上昇が静脈還流，左室前負荷，1回拍出量（SV），心拍出量（CO）を減少させることだ。つまり，PEEPにはPa_{O_2}やSa_{O_2}を改善しながらも，組織への酸素運搬を減らす可能性がある。先ほど説明したが，これが望ましくないのは明らかだ。2つ目として，PEEPは再開通可能な肺胞のずり応力を減らすかもしれないが，開通している肺胞を過膨張させ，肺損傷を引き起こす可能性がある。

PEEPは明らかに「諸刃の剣」であり，適切あるいは「最適」なPEEPの決定には多く方法が提唱されている。1つは，COを測定し，酸素運搬量を計算して，これが最も高くなるPEEPを選ぶ方法である。もう1つは，呼吸器系のコンプライアンスが最も高くなるPEEPを使用する方法だ。さらに，肺胞の圧–容量関係をプロットしてPEEPを選択する方法もある。あえていえば，これらの方法はいずれも実用性が低く，ARDSの予後の改善は示されていない。だから多くの集中治療医は「最小のPEEP」を使用する。つまりPEEPは，組織の酸素運搬を損なわず，Sa_{O_2}が許容可能で，P_{PLAT}が30 cmH_2O未満となる最低値に維持されるのだ。

人工呼吸器の設定

ARDS患者に推奨される人工呼吸器の初期設定を表11.2に示す。低1回換気量と低P_{PLAT}は当然だが，これを別にすれば第5章で示した「一般的な」設定

表11.2 ARDS患者に対する人工呼吸器の初期設定

モード	AC
呼吸タイプ	VC, PRVC
1回換気量	<6 mL/kg IBW*
呼吸回数	12回/分
F_{IO_2}	1.0
PEEP	5.0 cmH$_2$O

＊ P_{PLAT}<30 cmH$_2$O を維持できるように．
AC：補助・調節換気，VC：従量式，PRVC：圧調節型従量式，IBW：理想体重

に似ている。必要に応じて，適切なS_{aO_2}が達成されるまで，10〜15分ごとにPEEPを5 cmH$_2$Oずつ増やす。PEEPは通常10〜15 cmH$_2$Oに維持され，20 cmH$_2$O以上に増やされることは滅多にない。

サルベージ療法

ARDS患者の多くは，従量式（VC）または圧調節型従量式（PRVC）呼吸での補助・調節（AC）モード，高いF_{IO_2}，PEEPを使って適切な酸素化が維持される。しかし，難治性低酸素血症を示す一部の患者では，さらなる「サルベージ」治療が必要だ（表11.3）。これらの方法は，しばしばP_{aO_2}やS_{aO_2}を改善するが，人工呼吸器非接続期間，ICUまたは病院入院期間，生存率といった転帰の改善は示されていない。

人工呼吸戦略

前述の慣習的な人工呼吸器設定と比較したとき，少なくとも一部のARDS患者では酸素化を改善する，人工呼吸器設定の変法がいくつかある。方法はいくらか異なるが，いずれも肺胞のリクルートメントを最大限に行い，**平均肺胞内圧**（MAP），すなわち呼吸サイクルを通して平均した肺胞内圧（P_{ALV}）を増加させてシャント分画を減らそうとしている。これらすべての治療で

表11.3 難治性低酸素血症に対するサルベージ治療

人工呼吸戦略	非人工呼吸戦略
高I：E比換気	神経筋遮断薬
バイレベル換気	一酸化窒素（NO）
高頻度振動換気	腹臥位
	体外式膜型人工肺（ECMO）

は，常に1回換気量とP_{PLAT}を臨界値より下に維持するように注意しよう。

● 高I：E比換気

吸気時間と呼気時間の比率（I：E比）は1未満が正常であることを思い出そう。つまり，呼吸時間の中で吸気時間が占める割合は小さいのが普通である。図11.2に示すように，MAPはI：E比とともに増加する。1.0以上の比率になると，吸気時間と呼気時間の比が逆転する**逆比換気**（IRV）と呼ばれる。

I：E比は，いくつかの方法で増加させることができる。臨床医は，吸気時間やI：E比を直接設定できることからPRVCまたは従圧式（PC）呼吸を選択するのが最も一般的である（図11.2A）。変法として，VC呼吸に吸気終末ポーズあるいはプラトーを加え，望む比率になるようその時間を調節することもできる（図11.2B）。臨床医が設定した1回換気量が保証されるため，PRVCとVCが好まれている。

この方法の効果は患者ごとに大きく変わる。酸素化に変化がない患者もいるが，I：E比を増加させるにつれ劇的に改善する患者もいる。もちろん，ほとんどの患者はこれら両極の中間にいる。そうした理由から，Pa_{O_2}と

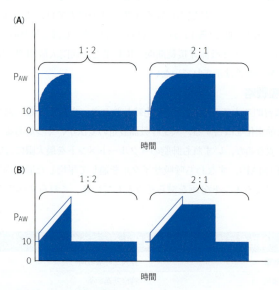

図11.2 圧固定（**A**）および換気量固定（**B**）でI：E比を1：2と2：1にしたときの，気道内圧（P_{AW}）-時間関係を示すグラフ。青色部分の面積は平均肺胞内圧（MAP）を示し，これはI：E比やPEEPが増加するにつれ多くなる。

Sao_2をモニタリングしながらI:E比を1:2, 1:1, 2:1と段階的に上げるのが一般的な設定法となっている。これで反応がなければ，従来どおりの人工呼吸を再開する。もし酸素化が改善したら，Pao_2が最大化するようにI:E比を設定する。

高I:E比はMAPを上昇させてP_{PL}を増加させるが，それによって静脈還流，CO，血圧が低下することがある。これらの影響は，不十分な呼気時間が動的肺過膨張や内因性PEEP（$PEEP_I$）を引き起こしたときに特別大きくなる。だから，慣習的な人工呼吸方法を捨てる前に，この治療法の有益性と有害性の両方を考えよう。

● バイレベル換気

第4章で述べたように，バイレベルモードは気道内圧に高圧と低圧を設定してこれを繰り返すモードだ。患者は高圧と低圧の両方で，自発呼吸〔または圧サポート（PS）呼吸〕をトリガーする（図11.3A）。これらの圧は高PEEP（$PEEP_H$），低PEEP（$PEEP_L$）と呼ばれ，臨床医がその持続時間の比（$PEEP_H$/$PEEP_L$比）を設定する。高I:E比換気のように，バイレベル換気は$PEEP_H$/$PEEP_L$比を増すごとにMAPを増加させ，肺胞のリクルートメントを促進し，シャント分画を減少させる。血行動態上の有害事象により使用できないことが多いが，気道内圧開放換気（airway pressure release ventilation：

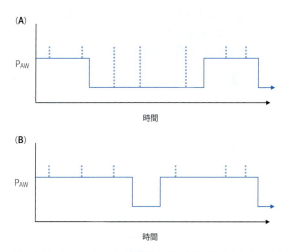

図11.3 (**A**) バイレベルモードでは，気道内圧（P_{AW}）が，設定された高圧と低圧を繰り返す。患者は，どちらの圧でも自発呼吸をトリガーできる。(**B**) 気道内圧開放換気（APRV）は，超高$PEEP_H$/$PEEP_L$比を使用したバイレベル換気の一種である。

APRV)は超高 $PEEP_H/PEEP_L$ 比を使用したバイレベル換気の一種である(図11.3B)。

● 高頻度振動換気(HFOV)

図11.4に示すように,高頻度振動換気(high frequency oscillatory ventilation:HFOV)は,臨床医の設定した一定の気道陽圧下で行う超高頻度呼吸(通常,1秒間に3〜6回)と超低換気量呼吸の組み合わせである。HFOVの目標は,肺胞過膨張や無気肺となった肺胞の開通と閉塞の繰り返しによる人工呼吸器関連肺傷害(VILI)を最小化しつつ,肺胞リクルートメントを最適化することだ。

HFOVは理屈の上では理想的な換気方法だが,2つの大きな問題(と,多くの小さな問題)でその使用が制限される。第1に,他のあらゆる人工呼吸と大きく異なり,特別な機器が必要になるため,使用経験のある集中治療医や呼吸療法士がいる大きな医療施設での使用に限定される。第2に,酸素化や換気に影響を与えるパラメータの調節が難しく,適切な Pa_{O_2}, Pa_{CO_2}, pHを得るにはかなりの試行錯誤が必要だ。だから,重症患者を慣習的な人工呼吸からHFOVに変えるのは危険で,死亡率や罹患率の上昇につながる可能性がある。

非人工呼吸戦略

● 神経筋遮断薬

薬物による神経筋遮断は,重症ARDS患者の Pa_{O_2} や Sa_{O_2} を大きく上昇させる。いくつかの機序が提唱されているが,随伴する混合静脈血酸素飽和度($S\bar{v}_{O_2}$)の増加がおそらく最も重要だ。もっと詳しくみてみよう。

$S\bar{v}_{O_2}$ は酸素運搬量($\dot{D}_{O_2}$)と酸素消費量($\dot{V}_{O_2}$)の関係で決まる。

$$S\bar{v}_{O_2} \alpha \dot{D}_{O_2}/\dot{V}_{O_2} \tag{2}$$

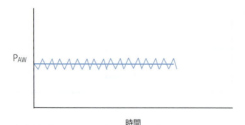

図11.4 高頻度振動換気(HFOV)は設定した一定の陽圧下に,とても小さい高頻度呼吸を行う。

式(2)は，$S\bar{v}_{O_2}$が，$\dot{D}_{O_2}$の増加でも$\dot{V}_{O_2}$の低下でも増加することを表す。神経筋遮断薬は呼吸筋や骨格筋の収縮を妨げ，$\dot{V}_{O_2}$を大きく減らし，$S\bar{v}_{O_2}$を上昇させる。図11.5を見てみよう。Sa_{O_2}は，換気されている肺胞を出た血液と肺をそのまま通過した混合静脈血の酸素飽和度を加重平均したものだ。だから，$S\bar{v}_{O_2}$の増加もSa_{O_2}やPa_{O_2}を増加させる。

神経筋遮断薬に関連した2つの大きな問題は，患者の神経機能と重症筋疾患の完全な評価ができなくなることだ。これは高用量の筋弛緩薬の使用時や，副腎皮質ステロイド併用時にとてもよく起こる。

● **吸入一酸化窒素**

一酸化窒素（NO）は，半減期のとても短い強力な血管拡張物質である。NOは吸入で使用されるため，肺の換気されている領域の肺動脈を選択的に拡張する。この非換気部分からの「盗流」はシャント分画を減らし，酸素化を大きく改善させる。ただしNOの使用は，コストが高いことから制限される。

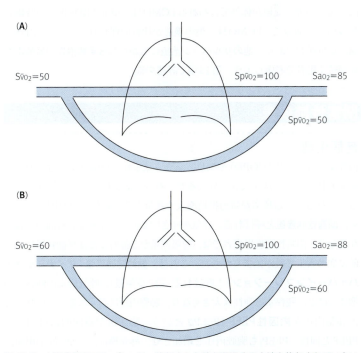

図 11.5 ARDS患者では，Sa_{O_2}は，換気された肺を通過する血液と換気されていない肺を通過する血液（肺を迂回するように描いてある）の酸素飽和度の加重平均である。ここでは，シャント分画は30%であり，$S\bar{v}_{O_2}$が50%から60%に増加するとき，Sa_{O_2}は85%から88%に増加する。$Sp\bar{v}_{O_2}$：肺静脈血酸素飽和度

難治性低酸素血症の患者に，20ppmの濃度で1〜2時間の使用を試みるのは合理的だ。反応しなければ，NOは中止すべきである。臨床的に有意な改善がみられたら，有効最低濃度で継続しよう。

● **腹臥位**

ARDS患者が仰臥位でいると，肺血流のほとんどは肺の背面部に流入し，換気のない，液体が充満した肺胞を灌流する。腹臥位に体位変換すると，腹側のよく換気された肺胞で血流が増加し，シャント分画は減少し，PaO_2やSaO_2が上昇する。数時間以内に今度は腹側の肺胞に液体が充満し，無気肺になる。そして，肺の背側部分が換気の大部分を担うようになる。

興味深いことに，酸素化の改善は通常，患者が腹臥位を続けている間維持される。持続的な有効性の機序については議論があるが，おそらくは腹臥位の間でさえ肺の背面部に優先的に血液が流れるためであろう。この治療は当然，看護，気道管理，心血管緊急症の治療に支障となる点から制限される。

● **体外式膜型人工肺（ECMO）**

ほとんどのガス交換が体外で行われるECMOは，重症ARDS患者の究極のサルベージ治療だ。ECMOは，他の機能が比較的保たれていて，ARDSの原因が可逆的であり，他のサルベージ治療にもかかわらず難治性の低酸素血症が続く患者で考慮しよう。第14章で詳述する。

閉塞性肺疾患

病態生理

慢性閉塞性肺疾患（COPD）や喘息，気管支拡張症，細気管支炎は，原因，臨床的特徴，治療法が大きく異なるが，背景にある病態生理は共通している。これらは気道狭窄が気道抵抗増大や呼気ガス流量低下の原因となるため，**閉塞性肺疾患**と呼ばれる。呼気を吐き切るのにより多くの時間が必要となるので，閉塞性肺疾患患者では，呼吸器系が安静時または平衡状態に戻る前に次の人工呼吸が始まりがちだ。これは，**動的肺過膨張（ダイナミック・ハイパーインフレーション）**と呼ばれる（第7章参照）。呼気終末の肺容量が増えるほど，残存する弾性は大きくなり，肺胞内圧は高くなる。この呼気終末肺胞内圧を**内因性PEEP**（$PEEP_I$）という。臨床医が意図的に付加するPEEPと同様，$PEEP_I$も胸腔内圧を増加させ，静脈還流，左室1回拍出量，CO，血圧を減少させる（第10章参照）。

第8章で学んだように，動的肺過膨張は呼吸筋に「閾値の負荷」を加えて，人工呼吸の有効トリガーに干渉する可能性がある。呼吸器系の容量が平

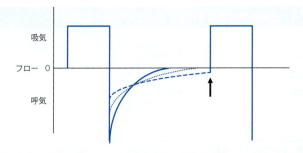

図11.6 閉塞性肺疾患患者のフロー–時間曲線。軽症は実線（———），中等症は細かい破線（………），重症は大きめの破線（----）で示す。動的肺過膨張とPEEP$_i$は，呼気フロー速度がゼロになる前に次の人工呼吸が始まった場合（矢印）に生じる。

衡状態の容量を超えているとき，人工呼吸をトリガーしようとする患者はまず，残存する弾性（PEEP$_i$）と釣り合う十分な圧によって呼気フローを止めなければならない。次いで，人工呼吸をトリガーするために，気道内圧やベースフローを十分下げるべく，さらなる圧を作り出すのだ。

　気流閉塞や動的肺過膨張の存在と重症度は，人工呼吸器のユーザー画面上のフロー–時間曲線を見ればわかる。図11.6に示すように，閉塞が悪化するにつれ，呼気を吐き切るのにより多くの時間がかかる。呼気フローがゼロになる前に人工呼吸が始まるようなら，動的肺過膨張やPEEP$_i$が存在しているはずだ。第6章，7章で述べたように，PEEP$_i$は，次の人工呼吸の直前に呼気フローを止めることで計測できる。

人工呼吸

- 閉塞性肺疾患における人工呼吸の目標は，動的肺過膨張の有害反応を避けながら，十分な換気を提供することである。

人工呼吸器の設定

表11.4に，推奨される初期設定を示す。患者自身が人工呼吸の需要を決められるように，少ない強制呼吸回数で始めることが重要だ。不必要に多い呼吸回数は呼吸性アルカローシスの原因となり，呼気時間を短縮して，動的肺過膨張や血行動態への悪影響を進行させる。このことは，患者の換気需要がきわめて小さくなりがちな慢性高二酸化炭素血症で特に重要だ。

　人工換気が始まったら，呼気フロー–時間曲線を使って動的肺過膨張を評価し，もし動的肺過膨張が存在するならPEEP$_i$を測定し，血圧を頻回に測定し，動脈血ガス分析をしよう。

表11.4 閉塞性肺疾患患者に対する人工呼吸器の初期設定

モード	AC
呼吸タイプ	VC,PRVC
1回換気量	10mL/kg IBW
呼吸回数	8回/分
F_{IO_2}	1.0
PEEP	0cmH$_2$O

AC:補助・調節換気,VC:従量式,PRVC:圧調節型従量式,IBW:理想体重

　もし,その換気で十分に動脈血pH≧7.30および血圧正常を保てるなら,たとえ動的肺過膨張やPEEP$_I$が存在したとしても,人工呼吸器の設定を変える必要はない。換気が不適切(pH<7.30の呼吸性アシドーシスなど)で血圧が正常なら,pH≧7.30を達成するまで呼吸回数を増やそう。

　もし動的肺過膨張やPEEP$_I$で低血圧になったら,他の原因を調べて除外しよう。動的肺過膨張は,PEEP$_I$>5cmH$_2$Oでない限り,原因にはならない。一般的にはPEEP$_I$が高いほど,血行動態に悪影響を与える可能性が高くなる。PEEP$_I$が原因の低血圧は,短時間の自発呼吸で血圧が急に回復することから診断できる。臨床的に可能であれば,患者を人工呼吸器回路から10〜15秒間外すことでわかる。

　動的肺過膨張による低血圧の治療では,2つの目標に的を絞ろう。第1に,静脈内への輸液負荷で胸郭外静脈圧を上昇させる。これは,静脈還流を増加させ,COと血圧を改善する。第2に,動的肺過膨張を減らす。第6章,7章を思い出せばわかるように,これには気管支痙攣の治療と,呼吸回数,1回換気量,あるいは両者の低減が有効だ。直接吸気時間を減らす(PRVC,PC呼吸の場合)ことや,吸気フローを増やす(VC呼吸の場合)ことでは,呼気時間(T_E)を大きく増やせない。分時換気量の低減やPa_{CO_2}上昇の許容(いわゆる高二酸化炭素許容法)だけで,COや血圧が上昇することもある。必要に応じて,動脈血pH>7.20に維持するために重炭酸ナトリウムを投与してもよい。

肺高血圧症と右室不全

病態生理

第10章で説明したように,人工呼吸は胸腔内圧(P_{PL})を増加させ,それが肺

動脈圧，肺血管抵抗（PVR），右室後負荷を増加させる。その結果，元々の肺高血圧症（pulmonary hypertension）が増悪し，右室の収縮能が損なわれて，右室不全（right ventricular failure）が発症したり悪化したりする。これに続いて，左房に流れる血液量と左室前負荷が減少し，SVやCO，血圧が低下する。

また，P_{PL}の上昇は体静脈還流の低下を招くが，右室容量は前負荷と後負荷の相対的変化によって増えることも減ることもある。通常は後負荷の増大が優位で，右室が拡張して左室を圧排し，拡張期の左室充満を減らし，さらにはCOを減少させる。

人工呼吸

- 血行動態に重篤な悪影響を及ぼすため，可能であれば，肺高血圧や右室不全がある患者では人工呼吸を避ける。

人工呼吸がどうしても必要なら，1回換気量や総PEEPを最小化して，P_{PL}を上げないように努力しよう。

その他の治療

右室の前負荷が減少していれば輸液負荷が有効だが，右室容量がすでに大きければ，右室拡張と低下している左室充満をさらに悪化させるだろう。理論的に，ドブタミンやミルリノンといった変力薬は右室収縮能を改善させるが，これらの薬物は体血管抵抗（SVR）を低下させるため，通常は低血圧によって薬物の使用が制限される。最後に，ドパミンやノルアドレナリンといった血管収縮薬は血圧を上げるが，それには左室の後負荷上昇といった代価が必要で，これはCOと組織，臓器の灌流をさらに低下させる。不幸なことに，この一連の流れはしばしば進行性で，難治性のショックや死をもたらす。

参考文献

1. The Acute Respiratory Distress Syndrome Network. Ventilation with lower tidal volumes as compared with traditional tidal volumes for acute lung injury and the acute respiratory distress syndrome. *N Eng J Med* 2000; 342: 1301-1308.

   これは，低1回換気量による人工呼吸で急性肺傷害やARDS患者の死亡率が低下することを示した臨床試験である。

2. Esan A, Hess DR, Raoof S, et al. Severe hypoxemic respiratory failure. Part 1: Ventilatory strategies. *Chest* 2010; 137: 1203-1216.

3. Raoof S, Goulet K, Esan A, et al. Severe hypoxemic respiratory failure. Part 2: Nonven-

tilatory strategies. *Chest* 2010; 137: 1437-1448.
これらは2つのパートからなる文献で，ARDS患者のマネジメントに関する包括的な総説である。

人工呼吸器からの離脱

Chapter 12

Jason A. Stamm, John W. Kreit

人工呼吸器をいつ開始し，どう管理すべきかについて，ここまで散々学んできた。ここからは，人工呼吸器からいつ，どうやって患者を離脱（ウィーニング）させるかについて学んでいこう。もしかすると，気管挿管や人工呼吸器の設定選びほどはやる気が出ない，あるいは興奮しないかもしれないが，同じくらい重要なプロセスである。なぜなら，不必要に離脱を遅らせると，院内感染を増やしたり，ICU滞在を長引かせたり，医療費を増大させるからだ。逆に離脱を急ぎすぎると，患者を呼吸不全の再発や再挿管といった危険に曝すことになる。

本章では，患者を人工呼吸器から離脱させるプロセスをステップごとに順に説明していく。私たちの目標は，遅すぎるまたは早すぎる抜管を防ぐことだ。しかし，読み進めていくとわかるとおり，人工呼吸器からの離脱はサイエンスというよりもアートであり，毎回うまくいくのはまれである。また，離脱困難な患者へのアプローチについても，人工呼吸器依存の根本的な原因の同定と治療の重要性に触れながら説明していく。

離脱プロセス

図12.1に示すように，人工呼吸器を中止するプロセスは4つのステップからなる。

ステップ1：鎮静の中断

鎮静と鎮痛は，ICU治療の基本的かつ有益な部分である。しかし，これらの利点は，覚醒障害が人工呼吸器からの離脱を遅らせるという事実とバランスをとらなければならない。エビデンスによると，1日1回鎮静薬を中止するというルーチンは，自発呼吸を再開できそうな患者の早期発見にもつなが

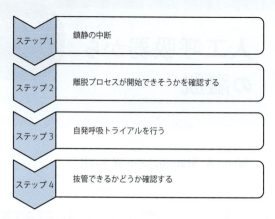

図12.1 離脱プロセスの4つのステップ

るし，人工呼吸日数およびICU滞在日数を大幅に減らせる。

ステップ2：離脱プロセスが開始できそうかを確認する

このステップでは，そもそもなぜ患者が人工呼吸器を必要としたのかを理解している必要がある。第2章で述べ，表12.1に記したように，挿管と人工呼吸器が必要となる原因は主に4つに分類される。

- 急性または慢性疾患の急性増悪による換気不全

表12.1 挿管と人工呼吸の適応

分類	原因	例
急性または慢性疾患の急性増悪による換気不全	呼吸ドライブの減少	中毒/代謝性脳症
	呼吸筋の伝導障害	ALS，Guillain-Barré症候群，重症筋無力症，横隔神経損傷
	呼吸筋の筋力低下	代謝性ミオパチー，多発性筋炎
	重度の肺または胸壁疾患	COPD，喘息，肺水腫，病的肥満
難治性低酸素血症	肺胞充填疾患	ARDS，肺水腫，肺炎
下気道の保護不能	意識レベルの低下＋嘔吐リスク	中毒/代謝性脳症，脳卒中＋上部消化管出血，小腸閉塞
上気道閉塞	アナフィラキシー，喉頭蓋炎，喉頭腫瘤，声帯麻痺	

ALS：筋萎縮性側索硬化症，ARDS：急性呼吸促迫症候群，COPD：慢性閉塞性肺疾患

表12.2　離脱プロセスの開始基準
● 鎮静中断時は意識清明
● 適切な酸素化
・$F_{IO_2} \leq 0.50$
・$PEEP \leq 5\,cmH_2O$
● 適切な換気
・$pH > 7.30$
● 適切な血行動態
・心筋虚血がない
・コントロール不能の不整脈がない
・昇圧薬の必要がない，または少量で安定

F_{IO_2}：吸入酸素濃度，PEEP：呼気終末陽圧

- 難治性低酸素血症
- 下気道の保護不能
- 上気道閉塞

　患者を挿管に至らしめた病態がどれだけ改善したのかは，毎日評価しなくてはならない。もし治療がうまくいっていないなら，抜管など言語道断だ。一方，原因が解決した，もしくは著明に改善しているなら，おそらく患者は離脱プロセスを開始する準備ができている。鎮静が中断されている状態で，患者が表12.2に示した一般的な基準を満たしているか確認する。もし満たしているなら，次のステップに進もう。

ステップ3：自発呼吸トライアルを行う

それでは，患者が自分で呼吸できるかどうかを，**自発呼吸トライアル**（spontaneous breathing trial：SBT）で確認してみよう。これは，「Tピース」もしくは低圧の圧サポート（PS）呼吸のどちらかを用いて行うことができる。これら2つの方法を表12.3で比較した。Tピースを用いた場合，患者は人工呼吸器から外され，気管内チューブは，高流量の加湿されたガスが流れる大口径チューブと垂直に接続される（ゆえに「Tピース」と呼ばれる）。PS呼吸を用いた場合，患者は人工呼吸器につながれたままではあるが，人工呼吸器と気管内チューブによって生じる粘性を克服するために必要な，わずかな圧サポート（通常5〜8 cmH₂O）のみをかけられる。

　表12.3からもわかるとおり，PS呼吸トライアルにはたくさんの利点がある。最も重要なのは，患者が人工呼吸器につながれたままなので，呼吸数や1回換気量を容易にモニターすることが可能で，あらかじめ設定された限度を超えるとアラームも鳴る。これは，安全面でPS呼吸トライアルの圧倒的

表12.3 Tピースと圧サポート（PS）での自発呼吸トライアルの比較

	Tピース	圧サポート
人工呼吸器に接続されている	いいえ	はい
自発呼吸トライアル中の吸気胸腔内圧	減少	増加
酸素を供給できる	はい	はい
ETTによる抵抗への補助ができる	いいえ	はい
PEEPをかけることができる	いいえ	はい
1回換気量を測定できる	いいえ	はい
人工呼吸器の警報が作動する	いいえ	はい

ETT：気管内チューブ，PEEP：呼気終末陽圧

な利点となる。また，PS呼吸トライアルでは喀痰の吸引も容易であり，呼吸療法士が人工呼吸器をつけ外しする必要もない。

実際，私たちがTピーストライアルが有用だと考えるのは，患者が重度の左室機能障害をもっている場合だけだ。第10章でも述べたように，自発呼吸から陽圧換気に切り替えることで生じる胸腔内圧の上昇は，左室の前負荷と後負荷を軽減するため，心臓をサポートする。したがって収縮期心不全の患者は，PS呼吸トライアルではうまくいっても，抜管すると急性肺水腫を呈することがある。しかし，Tピーストライアルなら，心臓は抜管後と同じ胸腔内圧や前負荷，後負荷に曝されることになる。そのため，潜在性心筋虚血や非代償性心不全が抜管前に明らかになる。

ステップ4：抜管できるかどうか確認する

抜管がうまくいくかどうかを完璧に予測する方法はないが，SBT中のいくつかの測定値や計算値を用いれば，たいていはうまくいく。表12.4に示したとおり，抜管の成否を予測するには呼吸回数，1回換気量，最大吸気圧および呼吸器系のコンプライアンスを測定する。

多くの研究者は，これらのパラメータをいくつか組み合わせることで，より正確に抜管の成功を予測しようとしてきた。最も有名かつ有用なのは，Martin Tobin先生らによって提唱された**浅速呼吸指数**（RSBI）である。RSBIは，SBT中の呼吸回数（RR）を平均1回換気量（リットル単位で表されたV_T）で割ることで算出される。

$$RSBI = RR/V_T \tag{1}$$

表12.4 自発呼吸トライアル（SBT）中の有用な測定値

測定値	陽性適中率*	陰性適中率*
RR＜38回/分	65%	77%
V_T≧4 mL/kg	67%	85%
MIP≦−15 cmH$_2$O	59%	95%
呼吸器系コンプライアンス≧33 mL/cmH$_2$O	60%	53%
RSBI≦105回/分/L	78%	95%

* 陽性適中率は，この基準を満たしている患者が抜管に成功する確率を表す。陰性適中率は，この基準を満たしていない患者が抜管に失敗する確率を表す。

RR：呼吸回数，V_T：1回換気量，MIP：最大吸気圧，RSBI：浅速呼吸指数

RSBI≦105回/分/Lの患者では，抜管成功率が約78％であるのに対し，RSBI＞105の患者の約95％は再挿管が必要となる。

実は，扱うべき重要な問題がもう2つある。1つ目は，「SBTをどのくらい続けるのか？」である。私は自信をもって言える。「場合による」と。例えば，薬物過剰摂取で気道確保のために挿管され，その後に覚醒した患者では，ほんの5〜10分のSBTで十分だ。同じことは，全身麻酔から完全に覚醒した健康な術後患者にもいえる。一方で，患者が慢性の肺または心疾患，神経筋疾患，病的肥満など，呼吸不全の再発につながるような障害をもつ場合，集中治療医のほとんどはより長い観察時間（通常30分〜1時間）を好む。ただし，SBTを1〜2時間以上継続したからといって，新たに得られる情報は何もない。

2つ目は，「SBTがうまくいかなかったらどうするか？」だが，答えは簡単だ。元の人工呼吸器設定に戻し，24時間後にもう1回トライアルを行う。

その他の考慮事項

患者がSBTに成功しても，抜管する前にさらにいくつかの問題点を考慮する必要がある。

- 抜管後の喉頭浮腫のリスクがあるか？
- 抜管後に気道から分泌物を効果的に喀出できるのか？
- 再挿管が必要となった場合に「気道確保困難」なのか？

喉頭浮腫

抜管後の喉頭浮腫と上気道閉塞のリスクは，挿管期間が長くなるとともに増加する。気道外傷の既往や複数回の挿管も重要な危険因子である。挿管中は，気管内チューブが邪魔で喉頭浮腫を発見するのが非常に難しい。リスク

の高い患者には，しばしば「カフ漏れ試験」を行う。これは，気管内チューブのバルーン（カフ）から空気を抜いて，人工呼吸の間，空気漏れの音を聞いて行う。有意な喉頭浮腫があれば，気管が密閉されていなくても空気が漏れない，というのがその理屈だ。これは確かに妥当な理屈だが，残念ながら空気の漏れがないことは，それほど特異的なことではない。つまり，空気漏れのない患者の多くは，抜管しても実際には喉頭浮腫の徴候がまったくみられない。そうはいっても，高リスク患者で空気漏れがない場合は，抜管後に上気道閉塞が起こった場合の準備をしておく必要がある。

効果的な気道クリアランス

抜管後でも分泌物を喀出するためには，効果的な咳が必要である。これを挿管中に評価するのは難しいが，次の3つの質問に対する答えが判断材料になる。

- 覚醒レベルはどれくらいか？
- 吸引しているときの咳はどれくらい強いか？
- どれくらいの頻度で吸引が必要か？

例えば十分に覚醒し，吸引すると力強い咳をする，気道分泌物がわずかな患者は，ほぼ間違いなく抜管後の気道クリアランスに問題はない。逆に傾眠で，頻回の吸引が必要で，ほとんど咳反射のない患者は，たとえSBTがよかったとしても抜管してはいけない。もちろん，これほど明確ではないことがほとんどだが，これらの質問に対する答えは抜管の適否を判断する目安になる。

気道確保困難

バッグマスクで十分な換気ができない，標準的な喉頭鏡を用いて挿管ができない，またはその両方である場合，患者は「気道確保困難」であるという。これは，病的肥満，下顎陥凹（下顎後退），顎関節や頸椎の不動といった多くの因子から起こりうる。集中治療医は，挿管する前にこれらの問題を評価するよう訓練されているが，抜管する前にも同様の評価を行うことが必須だ。挿管前の情報は当然とても大事なので，診療記録を確認し，同僚と話をしておくように。再挿管が必要となった場合，気道確保困難な患者の罹患率や死亡率は非常に高いので，この抜管前の評価はたいへん重要である。気道確保困難とわかっている，もしくはそれが疑われる患者を抜管する前には，あらゆる道具と人員をそろえて準備しておこう。

William Osler先生は，かつて「医学は確率のアートである」と言ったが，その言葉は抜管の是非を評価するプロセスにも非常によく当てはまる。RSBIのようなツールや，多くの経験にもとづいて最善の臨床判断をして

も，抜管可能と判断した患者の一部は再挿管される。その逆のケースも当然ある。参考（慰め）までに言うと，ほとんどの臨床研究では，抜管の失敗率は5〜15%と報告されている。ということは，君の患者がまるで再挿管されていないのなら，実は抜管が遅すぎるのかもしれないぞ！

離脱困難な患者へのアプローチ

残念ながら，多くの患者は人工呼吸器からすぐには離脱できない。これは，挿管となった原因が改善していない場合もあれば，人工呼吸中に新たな合併症を患う場合もある。多くの場合，両方起こる。SBTがうまくいかない患者に直面したら，人工呼吸器依存の原因を見つけ，治療戦略を立てることが目的となる。

このプロセスを開始するうえで，人工呼吸器依存を，換気能力と換気需要の異常な関係の結果として考えるとわかりやすい。換気能力は，患者が楽に作り出せる分時換気量（$\dot{V}_E$）である。換気需要は，CO_2を排出し，許容可能な動脈血二酸化炭素分圧（Pa_{CO_2}）と動脈血pHを維持するために必要な$\dot{V}_E$である。通常は，もちろん能力がはるかに需要を上回る（図12.2A）。だから

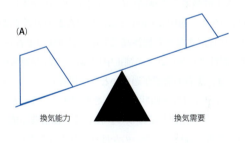

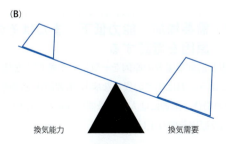

図12.2 （A）通常，換気能力は換気需要をはるかに上回る。（B）需要が能力を上回るとき，人工呼吸器依存が起こる。

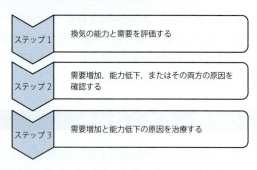

図12.3 離脱困難な患者を評価し治療するための3つのステップ

呼吸は通常とても楽なのだ。人工呼吸器依存が起こるのは，患者の換気需要が能力を上回る場合である（図12.2B）。これは，需要の増加，能力の障害，もしくは（多くは）その両方によって引き起こされる。

通常の離脱と同様，人工呼吸器依存患者の評価と管理もいくつかのステップに分けられる（図12.3）。

ステップ1：換気の能力と需要を評価する

換気需要は，人工呼吸器での補助中に「適切な」Pa_{CO_2}を維持するのに必要な$\dot{V}_E$を見ればわかる。適切なPa_{CO_2}とは，ほとんどの患者では約40 mmHgだが，より高い場合（すなわち慢性高二酸化炭素血症の患者）や，より低い場合（例えば代謝性アシドーシスの補正中）もある。$\dot{V}_E$が通常6〜8 L/分であると覚えていれば，患者の需要が過剰かどうか判断できる。次に，圧サポートをゼロにした完全な自発呼吸状態で$\dot{V}_E$を測定する。これが換気能力である。これら2つの$\dot{V}_E$を比較してみよう。たいていは需要が能力を上回る。患者がなぜ自発呼吸を維持できないのかはっきりするだろう。

ステップ2：需要増加，能力低下，またはその両方の原因を確認する

換気能力の障害と過剰な需要の原因を一覧にした表12.5を使って，患者を注意深く評価しよう。君は患者の異常な能力-需要関係を説明できるだろうか？ ほとんどの場合，患者には人工呼吸器依存になる原因が複数ある。では，最も一般的な原因を取り上げていこう。

表12.5　人工呼吸器依存の原因

分類		原因	例
換気能力の低下	神経筋疾患	精神状態の変化	過鎮静，譫妄，脳症
		不適当な呼吸刺激	過鎮静，譫妄，脳症
		呼吸筋の伝導障害	重症疾患多発ニューロパチー(CIP)
		呼吸筋の筋力低下	重症疾患ミオパチー(CIM)
	肺疾患	閉塞性肺疾患	慢性閉塞性肺疾患(COPD)，喘息，気管支拡張症
		拘束性肺疾患	間質性肺疾患，器質化肺障害，間質性浮腫
		気腔充填疾患	肺水腫，肺炎，無気肺
	胸壁疾患	病的肥満，大量胸水，大量腹水	
	心血管疾患	左室不全	心筋症，虚血，拡張機能障害
換気需要の増加		代謝性アシドーシス	腎不全，希釈性アシドーシス，下痢
		過換気	疼痛，不安，医原性
		死腔換気量の増加	重度な肺の基礎疾患
		異化亢進状態	発熱，感染，甲状腺機能亢進症

換気能力の低下

● 過鎮静，譫妄，脳症

これらの疾患はICU患者ではきわめてよくみられ，人工呼吸器から離脱するための能力に重大な影響を及ぼしうる。覚醒レベルを下げる病態は，それがどんなものでも自発呼吸の1回換気量を低下させる。また，自発呼吸回数は減ることもあれば，1回換気量の低下を代償するために上がることもある。

● 重症疾患多発ニューロパチーと重症疾患ミオパチー

重症疾患多発ニューロパチー(critical illness polyneuropathy：CIP)，重症疾患ミオパチー(critical illness myopathy：CIM)，または両方による臨床的に有意な筋力低下は，最近では人工呼吸患者の1/3にまで起こると考えられている。横隔膜や他の呼吸筋を障害するのが一般的であるため，これらの病態は人工呼吸器依存の非常に重要な原因となる。これらの病因は依然として不明だが，CIMの最も重要な危険因子は，副腎皮質ステロイドと神経筋遮断薬の使用である。一方，CIPは主に全身性炎症反応症候群(SIRS)または重篤な敗血症患者に発症する。

横隔膜だけの筋力低下はまれなので，人工呼吸器依存患者の末梢筋力を評

価することでCIPとCIMのスクリーニングが可能で，通常，筋電図と神経伝導検査によって診断を確定できる。CIMとCIPの治療は支持療法のみで，ともに数週間〜数カ月で通常は改善する。

● 肺疾患

人工呼吸器関連肺炎や無気肺は，呼吸不全の患者にはありがちで，人工呼吸器依存の原因ないし一因となることがある。しかし，これらはポータブルの胸部X線上では，はっきりしない場合が多いため，残念ながら診断されないことが多い。CTは感度と特異度が有意に高いため，これらの疾患を発見ないし除外するのに非常に役立つ。また，基礎疾患として閉塞性肺疾患がある患者では，気管支拡張薬および抗炎症治療を最適に行っていることを必ず確認しよう。

● 胸壁疾患

病的肥満，胸水，腹水はすべて，胸壁コンプライアンスを減少させるので，自発呼吸中に許容可能な1回換気量を保つために，より多くの吸気努力が必要である。当然，呼吸は頻繁かつ浅くなるので，SBTの失敗を繰り返す。したがって，大量の胸水や腹水のドレナージは離脱プロセスの助けとなる。病的肥満患者では，SBTをベッド上や，可能なら椅子の上で立位で行うことが重要である。重量を胸壁から移動させるとコンプライアンスが改善し，1回換気量が増加する。

● 左室不全

肺水腫を引き起こす収縮期あるいは拡張期心不全も，人工呼吸器依存のよくある原因の1つで，治療可能であるにもかかわらず見過ごされがちである。そのため，左室機能の心エコー評価は，離脱困難なすべての患者に必須である。

換気需要の増加

● 代謝性アシドーシス

呼吸器系は分時換気量（$\dot{V}_E$）を増加させることで，動脈血二酸化炭素分圧（Pa_{CO_2}）を下げて動脈血pHを増加させ，代謝性アシドーシスを代償する。正常な肺機能をもつ患者ならこれに耐えられるが，換気予備能の乏しい患者では，$\dot{V}_E$の増加は人工呼吸器依存につながる可能性がある。腎不全，下痢，大量の晶質輸液（いわゆる「希釈性アシドーシス」）が最も一般的な原因だ。アシドーシスの補正は，一部の人工呼吸器依存患者には非常に有効である。

● 過換気

代謝性アシドーシスに対する呼吸性代償のように，人工呼吸中の過換気は，Pa_{CO_2}の低下，必要な$\dot{V}_E$の増加の原因となり，離脱プロセスの妨げになる

可能性がある。しかし，その機序は異なる。慢性過換気と，結果として生じる呼吸性アルカローシスは，腎臓における重炭酸塩の再吸収を低下させるため，血清重炭酸塩濃度の低下につながる。SBT中，患者は動脈血のpHを正常に保つために既存の低Pa_{CO_2}を維持しなければならず，換気需要が増加する。

人工呼吸中の持続的な過換気は，不安や疼痛がコントロールされていないために患者が過度に人工呼吸をトリガーするせいで起こる場合もある。このような場合，十分に鎮静や鎮痛をかけると，通常，問題は是正される。もっと一般的なのは，設定された呼吸回数が多すぎることで起こる過換気（医原性過換気）だ。患者の総呼吸回数と設定された強制呼吸回数が同じ場合は，常に医原性過換気を疑うべきである。このような場合は，患者の自発呼吸がトリガーするまで強制呼吸回数を下げていこう。

過換気は，客観的に低いPa_{CO_2}（すなわち＜40 mmHg）というだけでなく，「その患者にとって」低いPa_{CO_2}を生じうるため非常に重要なので覚えておいてほしい。例えば，重度の慢性閉塞性肺疾患（COPD）で，ベースラインのPa_{CO_2}が75 mmHgである患者にとっては，60 mmHgのPa_{CO_2}は異常に低いのである。このような低Pa_{CO_2}が持続すると，血清重炭酸塩濃度は低下し，SBT中の患者は，病気になって人工呼吸器を装着するようになる前ですら維持できなかったレベルの$\dot{V}_E$を維持しないといけなくなる。もちろん，このような患者は，Pa_{CO_2}と血清重炭酸塩濃度がともにベースライン程度に戻るまで人工呼吸器から離脱できないことは明白だ。では，どのようにしてこの問題を見分けるのか？　一番簡単なのは，患者の入院前になされた動脈血ガス分析の結果を見つけることである。それが入手できない場合は，過去の血清重炭酸塩濃度と比較して有意な変化がないかを確認しよう。

● **死腔換気量の増加**

第1章で学んだとおり，気道や肺実質，血管系のどれを侵そうとも，換気血流比（V/Q比）の異常低値や異常高値が引き起こされる。これは，動脈血の低酸素血症，無駄な「死腔」換気の増加と，規定のPa_{CO_2}を維持するのに必要な$\dot{V}_E$の増加をもたらす。つまり，上述のように肺疾患は維持可能な$\dot{V}_E$を減らすばかりでなく，換気需要を増加させることもある。そのため，患者が人工呼吸器から離脱するのが困難な場合は，どんな肺疾患でも診断し有効に治療することが非常に重要になる。

● **異化亢進状態**

発熱，コントロールされていない感染，甲状腺機能亢進症はすべて，CO_2産生を増加させる。これは，適切なPa_{CO_2}を維持するのに必要な$\dot{V}_E$を増加

させる。これらの問題を発見し治療すれば，換気需要は多くの場合，大幅に減少する。

ステップ3：需要増加と能力低下の原因を治療する

ステップ2で説明した評価方法を用いると，多くの場合，換気需要の増加，換気能力の低下またはその両方の原因を，1つだけではなく複数見つけることができる。君の仕事は，これらの問題をすべて治療するために最善をつくすことだ。需要と能力の関係を正常に戻すことができれば，患者が自発呼吸を再開できる可能性は高いので，離脱プロセスを続けよう。逆に，発見した問題が治療できない場合や，需要が治療後も能力を上回る場合は，患者はおそらく人工呼吸器依存の状態のままであり，離脱が成功する可能性も低いと結論づけられる。

いつ気管切開を施行するか

表12.6に示すように，気管切開は，気管内チューブを経喉頭的に挿管するよりも多くの利点がある。ただ一方で，気管切開は外科的処置であり，出血，感染，気胸や気管狭窄といった合併症のリスクを少なからず伴う。

人工呼吸器から離脱困難な患者には気管切開を行うべきだ，とほとんど誰もが賛成している。しかし，「いつ」気管切開をすべきかについては，議論や論争が続いている。早期（2〜8日目）と後期（13〜16日目）気管切開のランダム化比較試験の結果は，一貫性がなく相反するからだ。私たちは，個々にアプローチするようにしている。交流や意思疎通が図れ，離床できる患者は，表12.6に示した利点から最も利益を受ける可能性があり，早期に気管切開を行うべきである。呼吸不全が，近い将来に改善する見込みがない疾患（例えば，Guillain-Barré症候群または脊髄損傷）によって引き起こされている場合も，処置を遅らせる理由がなく，気管切開はできるだけ早く行う。

表12.6　気管切開の利点

- 患者の快適さが改善する
- 鎮静の必要性が減る
- 患者とのコミュニケーションがより有効にとれる
  - 「読唇術」が簡単になる
  - 話せるようになる可能性がある
- 患者の移動性が改善する
  - 患者が安全に離床し，歩くこともできる
- 患者が飲み食いできるようになる可能性がある

参考文献

1. Yang KL and Tobin MJ. A prospective study of indexes predicting the outcome of trials of weaning from mechanical ventilation. *N Eng J Med* 1991; 324: 1445-1450.

これは,人工呼吸器離脱の成否を正確に予測する指標として浅速呼吸指数(RSBI)を定義した古典的論文である。

2. Ely EW, Baker AM, Dunagan DP, et al. Effect on the duration of mechanical ventilation of identifying patients capable of breathing spontaneously. *N Eng J Med* 1996; 335: 1864-1869.

これは,自発呼吸トライアルによる毎日のスクリーニングで人工呼吸の持続日数が有意に減ることを示したランダム化比較試験である。

3. Kress JP, Pohlman AS, O'Connor MF, and Hall JB. Daily interruption of sedative infusions in critically ill patients undergoing mechanical ventilation. *N Eng J Med* 2000; 342: 1471-1477.

これは,鎮静の中断によって人工呼吸日数およびICU滞在日数が有意に減ることを示したランダム化比較試験である。

4. Girard TD, Kress JP, Fuchs BD, et al. Efficacy and safety of a paired sedation and ventilator weaning protocol for mechanically ventilated patients in intensive care. *Lancet* 2008; 371: 126-134.

これは,毎日,鎮静の中断と自発呼吸トライアルを行うことで有意に人工呼吸器非接続期間が延び,ICU滞在および病院入院期間が減ることを示した大規模多施設ランダム化比較試験。

Chapter 13

非侵襲的人工呼吸

Phillip E. Lamberty, John W. Kreit

ここまでの章ではずっと，患者と人工呼吸器を気管内もしくは気管切開チューブでつなぐ「侵襲的」人工呼吸に焦点を当ててきた。しかし，陽圧換気は，何種類ものタイトフィットなマスクを利用して「非侵襲的」にも供給できると長年言われてきた。過去20年間の臨床研究から，特定の呼吸不全患者には非侵襲的人工呼吸（non-invasive ventilation：NIV）が有益であることが証明され，その利用が次第に増えている。今日では，NIVはICU医療でも不可欠であるが，そのほかにも救急車，救急外来，術後ケアユニット，そして内科や外科病棟といったさまざまな場所でも使われている。本章では，NIVの機械，その適応や禁忌などについて説明する。さらに，NIVをいつ，どうやって開始するか，そして臨床情報をもとにその設定をどのように調節するかについても説明しよう。

非侵襲的人工呼吸器

バイレベル人工呼吸器

非侵襲的人工呼吸は，単に気管内チューブをフェイスマスクに置き換えたものではない。もっとずっと複雑である。その証拠として，従来のICU呼吸器は，NIVを効果的に供給することができない。だからNIVを供給するための特別な人工呼吸器が開発されたのだ。これらの人工呼吸器は，通常「バイレベル」またはBiPAP®（bi-level positive airway pressure）呼吸器と呼ばれる[†]。図13.1に示したとおり，臨床医が2つの気道内圧（P_{AW}）を設定できるからである。

[†] 訳注：ここで説明するバイレベル呼吸器は，第4章で紹介したバイレベル換気モードとは異なることに注意。

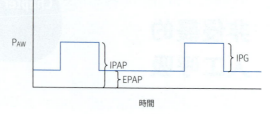

図 13.1 非侵襲的バイレベル呼吸器における気道内圧（P_AW）の経時的変化。IPAP：吸気気道陽圧，EPAP：呼気気道陽圧，IPG：吸気圧較差

バイレベル呼吸器には独自の用語や略語がある。吸気時の気道内圧は**吸気気道陽圧（IPAP）**と呼ばれ，呼気を通じた気道内圧は**呼気気道陽圧（EPAP）**と呼ばれる。図13.1からもわかるように，EPAPとは呼気終末陽圧（PEEP）の別名である。IPAPとEPAPの差は**吸気圧較差**（IPG）と呼ばれ，人工呼吸時にガスを肺に送り込む役割を果たす。バイレベル呼吸器をCPAP（持続気道陽圧法）呼吸器と混同してはいけない。CPAP呼吸器は，全呼吸サイクルを通して気道の陽圧を維持するが，吸気と呼気の圧勾配が存在しないため，吸気補助の機能はない。

多くのバイレベル呼吸器では，臨床医はいくつかの換気モードから選択できる。**時間モード**（T）は，臨床医が毎分決まった数の強制呼吸回数を設定できるが，患者は追加呼吸をトリガーすることができない。**自発モード**（S）では，すべての呼吸を患者がトリガーしなくてはならず，強制呼吸は存在しない。**自発・時間モード**（S/T）では，強制呼吸回数を臨床医が設定できるが，患者も追加呼吸をトリガーできる。SモードとS/Tモードは，ICU呼吸器の自発呼吸モードや同期式間欠的強制換気（SIMV）モードと非常によく似ている。

バイレベル呼吸器によって供給される強制呼吸と自発呼吸では，吸気を通してP_AWが一定であり，それぞれ従圧式（PC）呼吸，圧サポート（PS）呼吸と似ている。強制呼吸は時間トリガーか患者トリガーで，時間サイクルである。一方，自発呼吸は，患者トリガーでなくてはならず，フローサイクルである。トリガー，サイクル，換気モード，呼吸タイプについては第3章と4章を参照してほしい。

バイレベル呼吸器とICU呼吸器の違い

バイレベル呼吸器と従来のICU呼吸器には，重要な違いがいくつかある。

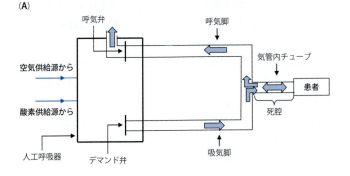

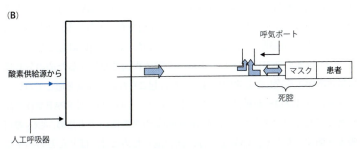

図13.2 (**A**) ICU呼吸器は二脚回路を使用する。ガスは吸気脚から肺に入り，呼気脚から抜ける。(**B**) バイレベル呼吸器は単脚回路を使用する。呼吸サイクルを通してガスが人工呼吸器から流入し，一部は呼気ポートから流出する。呼気ガスも呼気ポートから流出する。青色の太矢印は，ガスフローの方向と大きさを示す。装置の死腔も示す。

まずはその回路から見ていこう（図13.2）。第3章で説明したように，ICU呼吸器の回路には吸気脚と呼気脚があり，呼気弁で統合されている。それに対して，バイレベル呼吸器には一脚しかなく，呼気弁の代わりに**呼気ポート**がマスクの隣にある。呼気ポートは常に開いているため，回路からは常にガスが漏れている。NIV用語では，この漏れは「意図的なリーク」といい，マスクの周りからガスが漏れる「意図的でないリーク」と区別する。

ほかにも，バイレベル呼吸器とICU呼吸器には，その回路の違いに起因する重要な違いがいくつかある。ICU呼吸器は，呼気弁が閉じている吸気の間のみガスフローを供給する。回路が閉鎖されているため，すべてのガスは患者の肺に入る。吸気が終わるとフローが止まり，呼気弁が開くと患者の呼気が開始するが，臨床医が設定したPEEPを提供するためにその後呼気弁は再度閉じる。それに対して，バイレベル呼吸器では，吸気と呼気を通じて

ガスフローを供給する。回路が開放されているため（つまりコンスタントにガスの漏れがあるため），人工呼吸器回路内のP_{AW}は**ネットフロー**，つまり人工呼吸器から供給される全フローと，呼気ポートから出ていくフローとの差で決まる。吸気の間は，設定IPAPに達するまでフローは増加する。吸気が終わるとフローは低下し，P_{AW}が設定EPAPに達するまで低下する。1回換気量は，吸気と呼気の間の圧（フロー）勾配に直接比例する。

ICU呼吸器とバイレベル呼吸器では，回路によって生じる死腔の量も異なる。このような「機材の死腔」は，呼気で吐いたガスのうち，吸気のはじめに吸い直してしまった，いわば「再呼吸」してしまった量と考えられる。気管内チューブや気切チューブは正常の上気道よりも容量が小さいため，実は侵襲的人工呼吸では死腔量は減少している。しかしNIVでは，呼気ガスがマスク内および呼気ポートより近位の回路内を充満するため，死腔量は増加する（図13.2B参照）。普通なら患者は吐いたCO_2を吸い直してしまうため，CO_2排泄の効率は低下し，正常な動脈血$P{CO_2}$を維持するための分時換気量が増加する。しかし実際には，これは起こらない。呼気を通してコンスタントにガスフローが維持されているからだ。このフローはEPAPを作り出すだけでなく，マスクおよび回路内の呼気ガスを洗い流すため，CO_2の再吸入を防ぐ。ただし，CO_2を十分に洗い流すためには，ほとんどのバイレベル呼吸器では少なくとも$4 cmH_2O$のEPAPが望ましい。

バイレベル呼吸器の最も重要な特徴は，「リーク対応」である点だ。気管を密閉する気管内チューブや気切チューブとは違い，NIVに使用されるマスクからは常に一定のガスが漏れる。この「意図的でないリーク」の量は，マスクのタイプ（例えばフルフェイスか鼻マスク），設定P_{AW}，吸気時間，患者の顔（髭，歯の欠損や入れ歯など）といった，さまざまな要素に依存する。さらに，マスクからのリーク量は通常，呼吸ごとに異なる。もし標準的なICU呼吸器でNIVをしようものなら，このリークは以下のように呼吸サイクルのあらゆるフェーズで問題を起こす。

- トリガー：ICU呼吸器では，患者の吸気努力によってP_{AW}またはフローがあらかじめ設定された値よりも低くなり，人工呼吸が供給される。もしリークによって回路にも空気が流入できるとなると，吸気努力によるP_{AW}またはフローの低下が起こらない。その結果，人工呼吸器の感度が下がり，トリガー不全を起こすため，患者の呼吸仕事量が増加する。一方，ガスのリークは，患者の吸気努力がない状態でも「オートトリガー」を起こすことがある（第3章，8章参照）。
- 吸気：従来のICU呼吸器によって送られる1回換気量は，回路内を通るフ

ローに比例する。ガスのリークは維持できるP_{AW}を下げるばかりでなく、患者に供給される換気量も減らす。

- 吸気から呼気への移行（サイクル）：自発的なNIV呼吸はフローサイクルである。したがって、設定フローを下回ってはじめて吸気が終わり、呼気が始まる。しかし、もしリークがあると、人工呼吸器、マスク、そして外気との間に常に圧勾配が存在することになるため、いつまでもフローが下がらず、呼吸がサイクルされない。
- 呼気：ICU呼吸器は、呼吸器系がその安静状態もしくは平衡状態に達する直前に呼気弁を閉じることで設定PEEPを維持する。もしリークがあると、呼気弁が閉じてもガスが肺から流出し続けるため、PEEPは次第に低下し、ゼロ（大気圧）になる。

これに対してバイレベル呼吸器は、リークによって生じる上記のトリガー、サイクル、換気量などの問題に対応している。バイレベル呼吸器は常に、総フロー、呼気ポートを通過するフロー、換気量、そして回路とマスクの内圧などをモニターし、独自のソフトウェアを使って終始フローを調節しながら、マスクからのリークを即時に補う。こうした瞬時のフローの変化によって、バイレベル呼吸器は安定したIPAPとEPAPを維持できるのだ。

ICU呼吸器と非侵襲的人工呼吸（NIV）

この数年の間に、多くのメーカーがICU呼吸器でもNIVを提供したり、リーク対応できるようなソフトウェアを開発した。今では、NIV設定を選べば、ほとんどのICU呼吸器が、バイレベル呼吸器とまったく同じように強制PC呼吸と自発PS呼吸を供給できる。確かに、同じ機械で侵襲的および非侵襲的人工呼吸を両方提供できるのはたいへん魅力的だが、これらの人工呼吸器の機能や、バイレベル呼吸器との違いについてはまだ学ぶべきことが多いのも事実である。

患者選択

表13.1に示すように、NIVの一般的な適応は、(1)急性または慢性呼吸不全の急性増悪、(2)切迫呼吸不全を示唆するような呼吸苦、頻呼吸、および呼吸仕事量の増加、(3)高流量の酸素でも改善しない難治性低酸素血症、である。NIVの禁忌は表13.2に示す。

NIVには侵襲的人工呼吸よりも魅力的な点がいくつもある。患者にとっては断然快適だし、鎮静はほとんど不要かまったく不要、そして、必要に応

表13.1　非侵襲的人工呼吸（NIV）の一般的な適応

急性または慢性呼吸不全の急性増悪
切迫呼吸不全
- 著明な呼吸苦や頻呼吸
- 呼吸仕事量の増加
- 呼吸補助筋の使用
- 奇異呼吸（abdominal paradox）

難治性低酸素血症

表13.2　NIVの禁忌

絶対禁忌
- 心停止または呼吸停止
- 顔面手術，外傷，変形
- 上気道閉塞
- 気道確保不能
- 嘔吐もしくは上部消化管出血
- 気道分泌の喀出不能

相対禁忌
- 低血圧またはショック
- 多臓器不全
- 非協力的

表13.3　NIVの疾患別適応

	エビデンスレベル
COPD	A
心原性肺水腫	A
免疫不全患者	A
侵襲的人工呼吸器からの離脱（COPD）	A
肺炎	B
喘息	B
術後患者	B
DNI/緩和ケア	B
急性肺傷害/ARDS	C
神経筋疾患	C
拘束性肺疾患	C
肥満低換気症候群	C
間質性肺疾患	C

エビデンスレベルA：少なくともいくつかのランダム化比較試験（RCT）で，似た結果が出ている。
B：少数のRCT，少人数試験がある，もしくは相反する結果が出ている。C：ケース報告がある。
COPD：慢性閉塞性肺疾患，DNI：挿管不要，ARDS：急性呼吸促迫症候群

じて簡単に始めたり中止したり再開したりできる。ランダム化比較試験でも，特定の患者群に対しては，NIVは予後を改善できると証明されている（表13.3）。

具体的には，標準的治療と比べた場合，NIVは以下の患者群の挿管の必要性と死亡率を下げることができる。(1) 慢性閉塞性肺疾患（COPD）急性増悪による高二酸化炭素血症の患者，(2) 心原性肺水腫のある患者，(3) 肺に浸潤影のある免疫不全患者（移植後，血液腫瘍，HIV感染）。また，ランダム化比較試験によって，抜管直後にNIVを使用することでCOPD患者の再挿管を防ぐこともできると証明されている。

しかし，表13.3を見ればわかるように喘息，肺炎，急性呼吸促迫症候群（ARDS），呼吸筋疲労，肥満低換気症候群，間質性肺炎については，NIVの有効性ははっきりしていない。データがほとんどないか，あっても結果が矛盾しているからだ。しかし，エビデンスがないにもかかわらず，これらの疾患患者の中には，NIVによって呼吸苦，頻呼吸，ガス交換が改善され，挿管を回避できる人がいることは明らかである。したがって，よほどの禁忌でない限り，呼吸困難もしくは呼吸不全患者のほとんどには，細心の注意を払いながらNIVを試してみるべきだ。

NIVをどのように始め，モニターし，調節するか

患者と人工呼吸器のインターフェース

酸素化不全または換気不全の患者には，フルフェイスマスク（鼻と口を覆う）かトータルフェイスマスク（鼻，口，目を覆う）を使用しよう。リークを最小限に抑えつつも，患者の快適性を最大限にできるマスクのタイプやサイズを選ぶことが大切である。

人工呼吸器の設定

バイレベル呼吸器

推奨されるバイレベル呼吸器の初期設定を表13.4に示す。IPAPとEPAPを設定する必要があり，それによって吸気圧較差（および1回換気量）が決まることに注意してほしい。初期設定をしてから10〜15分以内にその効果を評価し，適宜設定を補正することが大事だ。

もし呼吸苦，頻呼吸，呼吸性アシドーシスなどが遷延もしくは増悪して「換気量」を増やす必要がある場合は，IPAPを3〜5 cmH$_2$Oずつ上げる。1回換気量と分時換気量は吸気圧較差に比例して増加する。IPAPは，臨床効

表13.4 バイレベル呼吸器の初期設定

モード	S/T
呼吸回数	12回/分
IPAP	12 cmH$_2$O
EPAP	5 cmH$_2$O
F$_{IO_2}$	1.0

S/T：自発・時間モード，IPAP：吸気気道陽圧，
EPAP：呼気気道陽圧，F$_{IO_2}$：吸入酸素濃度

果が確認されるまで，必要に応じて10～15分おきに調節して構わないが，ほとんどの患者は20～25 cmH$_2$O以上の圧には耐えられない。

　もし「酸素化」が不十分であれば，EPAPを3～5 cmH$_2$Oずつ上げればよい。これにより肺胞リクルートメントを強化し，シャント率を低下させることで動脈血の酸素分圧（Pa$_{O_2}$）や酸素飽和度（Sa$_{O_2}$）が改善する。ここで覚えておくべき重要なことは，EPAPを変更しても，バイレベル呼吸器は，自動的にIPAPを調整して吸気圧較差を一定に保つということをしてくれない点である。同じレベルの吸気サポートを維持したいなら，EPAPとIPAPを同じ分だけ変更しなければならないのである。

ICU呼吸器

ICU呼吸器でNIVを行う場合，まずその呼吸器がNIVに対応しており，NIV設定が可能であることを確認しなくてはならない。初期設定やその後の補正の仕方は，バイレベル呼吸器と同じである。残念ながら，用語や名称が異なるため，その機械特有のオプションなどを熟知しておく必要がある。表13.5に推奨される初期設定を示す。

　ほとんどのICU呼吸器では，IPAPを設定するのではなく，吸気圧較差を指定しなければならない。これは，PC呼吸における駆動圧（DP）や，圧サポート（PS）呼吸におけるPSレベルと同じだ。また，PEEPも設定する必要がある。IPAPは，吸気圧較差とPEEPの合計となる。したがって，DPやPSレベルを変えることで容易に吸気サポートを調節できる一方，PEEPを変えても吸気圧較差は変化しない。

モニタリング

急性呼吸不全に使用するときは，NIVは必ず救急病棟かICUで開始する。NIVに対する反応を評価し，適切な調節を行うためには，患者を注意深くモニターしなければならない。心電図モニターやサチュレーションモニ

表13.5 ICU呼吸器の初期設定（NIV対応）

モード	AC[*1]もしくはSIMV[*2]
呼吸回数	12回/分
強制呼吸	PC
自発呼吸	PS
駆動圧（PC呼吸のみ）	8 cmH$_2$O
圧サポートレベル	8 cmH$_2$O
PEEP	0〜5 cmH$_2$O
F$_{IO_2}$	1.0

[*1] 補助・調節（AC）モードでは，強制呼吸，自発呼吸の両方とも従圧式（PC）呼吸である。
[*2] 同期式間欠的強制換気（SIMV）モードでは，強制呼吸はPC呼吸，自発呼吸は圧サポート（PS）呼吸である。
PEEP：呼気終末陽圧，F$_{IO_2}$：吸入酸素濃度

ター，気道吸引器は必須で，必要があればいつでも気管挿管できるような人員と道具を準備しておかなければならない。換気不全や高二酸化炭素血症の患者では，PaCO_2や動脈血pHをフォローするため，少なくとも最初の数時間はこまめに血液ガス分析をするべきであり，多くの場合は留置動脈カテーテルも必要となる。

侵襲的人工呼吸への変更

これはケースバイケースだが，指標となる重要な原則が2つある。まず，NIVを開始して数時間後に症状が改善しない，もしくは悪化した場合や，新たな禁忌事項が発生した場合（例えば，意識レベルの低下，譫妄，咳嗽不良，過度の分泌物，低血圧など）には速やかに挿管する。次に，迷ったら常に挿管を選ぶ。患者が急変してからの緊急挿管は非常に危険で，予後も悪い。

参考文献

1. Nava S and Hill N. Non-invasive ventilation in acute respiratory failure. *Lancet* 2009; 374: 250-259.
これは非侵襲的人工呼吸（NIV）に関する最近の最もよい総説である。

Chapter 14
体外式膜型人工肺（ECMO）

Matthew Cove, Arthur Boujoukos

21世紀の人工呼吸ハンドブックだから，体外式膜型人工肺（extracorporeal membrane oxygenation：ECMO）の章なしには完結しない。使用頻度は低く，それも専門の施設での使用に限られるが，人工呼吸器が無効なときに十分なガス交換を行える。多くの最重症患者にとって，きわめて重要な救命手段だ。ECMOの転帰は改善し続けている。だから集中治療医は，迅速かつ適切に専門医へ紹介するために，この呼吸補助法を理解しておくべきだ。

本章では，ECMOの構造を眺め，適応患者の選択について説明し，体外循環補助中の患者管理の基本的な知識を紹介しよう。

歴史的背景

1972年に，Donald Hillが若年外傷患者の急性呼吸促迫症候群（ARDS）にECMOを用いたのが最初の成功例だ。ほかにも成功例が報告された後，NIHの基金で90人のARDS患者を対象に前向きランダム化試験が行われ，従来の人工呼吸器と静脈-動脈ECMO補助下の人工呼吸が比較された。1979年の結果報告によれば，両群とも生存者はたったの4人（9％）で，ECMOの有効性は示されなかった。

1986年にGattinoniらは，重症のARDS患者に対して低換気回数の人工呼吸と低流量の静脈-静脈体外循環補助〔体外二酸化炭素除去（ECCO$_2$R）〕を併用し，49％の生存率を得たと発表した。NIHの研究結果と比べて，生存率は劇的に改善し，再び体外循環補助に対する関心が高まった。

しかし，1994年にMorrisらが40人の重症ARDS患者で，ECCO$_2$Rと低換気回数人工呼吸の併用と従圧式逆比換気（PC-IRV）を比較した前向きランダム化試験の結果を発表すると，ECMOへの関心は再下降した。生存率はECCO$_2$R（33％）とPC-IRV（43％）で両群に差がなかったのだ。

その後の10年間にECMOの技術は大きく進歩し、最大限の人工呼吸器補助を行っても難治性の低酸素血症を示す症例で、高流量の静脈-静脈ECMO（VV-ECMO）を用いることの有益性が、数多く報告された。

2009年には英国で多施設ランダム化試験が行われ、重症ARDS患者180人が、従来の治療とVV-ECMO専門センターへの紹介に割りつけられた。6カ月後、身体障害がない生存者の割合は、センター紹介（63％）のほうが従来の治療（47％）に比べて有意に高かった。

最後に、2009〜2010年に起こったH1N1型インフルエンザのパンデミックでは、通常の方法で補助できない患者で、VV-ECMOの明らかな有効性が示された。

ECMO回路

図14.1に示すように、VV-ECMOの回路はアクセス用カニューレ、ヘパリンコーティングされたチューブ、酸素化装置、血液ポンプ、熱交換器から構成される。

多くの点でECMOは透析と似ている。透析中、血液は体から脱血され、ポンプの駆出で透析膜を通過し、体循環に戻る（図14.2）。透析液が膜周囲を流れることで浸透圧差や濃度差ができ、これによって水分や物質が交換される。ECMO中も同様に、血液は体から脱血され、ポンプの駆出で透析膜

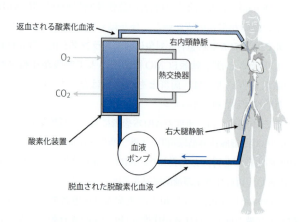

図14.1 静脈-静脈ECMO（VV-ECMO）回路の模式図。VV-ECMO中、血液は通常、右大腿静脈から脱血され、右内頸静脈に返血される。ECMO回路はカニューレ、チューブ、血液ポンプ、酸素化装置、熱交換器で構成される。

(酸素化装置)を通過し，体循環に戻る。血液は，透析液の代わりに設定酸素濃度(F_{O_2})で循環するガス(スイープガス)に曝露される。これが作り出した大きな分圧勾配によって，血液はO_2の取り込みとCO_2の排出を行う。図14.3に示すように，現代の酸素化装置は何千もの中空糸でできていて，赤

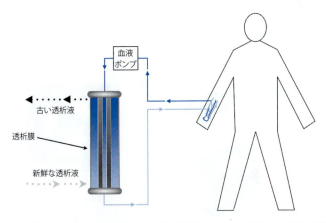

図 14.2 単純化した透析回路の模式図。透析液が血流(古い透析液)と逆方向に流れることで，溶質が除去しやすくなっている。

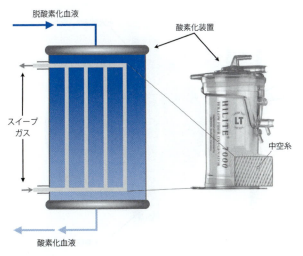

図 14.3 酸素化装置でスイープガスと血流が逆方向に流れることを示す模式図。右下方の図は，網目状に組まれた中空糸を示す。図はMedos社(Stolberg, Germany)の厚意による。

血球と循環ガスの緊密な接触を可能にしている。

透析に比べて，VV-ECMOでは体外循環の血流量がかなり多い。生体で心拍出量全体が肺を通過することからしても，これと同じだけの血流量がECMOを循環した場合にのみ十分なガス交換が得られるのだ。これはローラーポンプか遠心ポンプで行われるが(図14.4)，溶血が少ないことから後

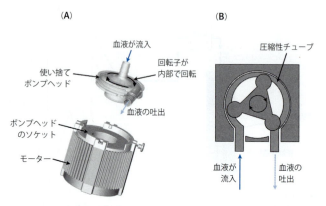

図 14.4 遠心ポンプ(**A**)とローラーポンプ(**B**)。図は Levotronix LLC (Waltham, MA, USA)の厚意による。

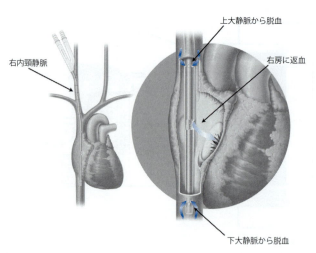

図 14.5 2穴のVV-ECMOカテーテル。血液は下大静脈と上大静脈の両方から脱血され，右房に返血される。図は Avalon Laboratories LLC (Rancho Dominguez, CA)の厚意による。

者が好まれる。大きな体外循環流量は，かなりの熱損失を引き起こすため，回路を通過する血液を加温する熱交換器の使用が必要となる。

図14.1からもわかるように，血液は通常，右大腿静脈から経皮的に挿入され下大静脈まで進められた太いカテーテルからVV-ECMOに入る。返血は，右内頸静脈に挿入したカテーテルから上大静脈へ戻される。ただし，最近開発されたカテーテルでは，同じアクセス部位からの脱血と返血が可能だ（図14.5）。このカテーテルは右内頸静脈から挿入され，肝内の下大静脈まで進められる。

ECMOの変法に，下大静脈脱血，大腿動脈送血がある。静脈-動脈ECMO（VA-ECMO）と呼ばれ，ガス交換と循環補助の両方を目的に用いられる。VA-ECMOの詳細は他書に譲る。

合併症

ECMOには，発症頻度が高い重篤な合併症がいくつかある。その多くは，血液と体外循環回路の接触で起こる凝固系と炎症カスケードの亢進に関係する。酸素化装置は，血液が大きな表面積で非生物学的表面に接触するため特に問題だ。

酸素化装置や他の回路内で血栓が形成されないよう，全身の抗凝固が必要である。抗凝固が十分に行われないと（しばしば十分に行われていても），血液が凝固して回路不全や塞栓症が起こる。ヘパリンコーティングの回路や遠心ポンプ，その他の生体適合性材料を用いることでこれらの合併症を減らせるが，完全になくすことはできない。

凝固カスケードの活性化は，凝固因子と血小板の消費を引き起こし，凝固障害と血小板減少を引き起こす。当然ながら，出血の頻度は高く，特に治療としての抗凝固を行った後の患者でみられる。頻度の高い出血部位は，消化管，肺実質，気道のほか，もちろんカテーテル挿入部位も含まれる。脳出血はまれである。

ECMOの合併症として空気塞栓も生じるが，これは不適切な回路充填，回路内での微小気泡の形成，回路操作時の偶発的な空気の吸い込みなどによる。また，赤血球がカテーテルやチューブ，ポンプ，酸素化装置内を高速で流れるため溶血が起きやすい。

最後に，肺炎や菌血症などの院内感染はきわめて多く，体外循環補助を受けた患者の最大50〜60％に起こると報告されている。多臓器不全は30〜40％の患者に発症するが，これには感染やECMO回路による炎症カスケー

ドの活性化が関与している。

患者選択

VV-ECMOの適応と禁忌を表14.1に示す。ECMOは，通常の治療では改善がみられない難治性低酸素症患者のサルベージ治療に使われる。65歳以上，多臓器不全，長期間の人工呼吸，活動性出血，重篤な神経損傷は相対禁忌だ。

ECMO患者の管理

ECMO回路

ECMO使用患者は，肺よりもECMOの酸素化装置でガス交換を行っている。動脈血の酸素飽和度(S_{aO_2})，酸素分圧(P_{aO_2})，二酸化炭素分圧(P_{aCO_2})の測定値にもとづいて，次の3つを設定しよう。(1) ECMOの酸素化装置を通過するガス流量，(2) スイープガスの酸素分画濃度，(3) 回路を通って駆出される血流量。

ガス流量

体外循環静脈血からのCO_2除去量は，酸素化装置を通過するガス流量と比例する。つまり，スイープガス流量を上げるとP_{aCO_2}は低下し，下げると上昇する。

酸素分画濃度(F_{O_2})

P_{aO_2}とS_{aO_2}は，スイープガスのF_{O_2}によって直接的に変化する。通常F_{O_2}は，循環に戻る血液のP_{O_2}が100〜150 mmHgとなるように設定する。

表14.1 静脈-静脈ECMO (VV-ECMO) の適応と禁忌

適応	禁忌
●難治性低酸素血症または高二酸化炭素血症のあるARDS患者 　・肺炎 　・重度の誤嚥 　・肺挫傷 ●肺移植の拒絶反応 ●輸血関連急性肺傷害	●高齢者/予後不良患者 ●抗凝固が禁忌の患者 ●ECMOを使用しても多臓器不全の改善が見込めない患者 ●不可逆性神経損傷 ●7〜10日以上の人工呼吸器使用

ARDS：急性呼吸促迫症候群

回路血流量

Pa_{O_2}とSa_{O_2}を決定するもっと大切な因子は,心拍出量の何パーセントが体外循環を回っているかである。回路循環血液量が心拍出量と比べてごく少量であれば,患者に戻る血液は患者自身の大量の静脈血と混ざり,十分な動脈血の酸素化が行われない。体外循環を通る血流量は,血液ポンプの速さ(回転数)を変えることで調節する。

最適な体外循環血流量の維持は難しいことが多い。流量が足りないときは,血管内容量を増やすか,挿入カテーテルのサイズ・位置・本数を変える,またはその両方でECMOの効率や効果を改善しよう。

ECMO回路内の血栓形成は毎日,目で見て調べる。その際,特にチューブの連結部位と酸素化装置に注意しよう。血栓形成を予防するために,目標aPTT(活性化部分トロンボプラスチン時間)を50～70秒に設定して,ヘパリンの静脈内投与を持続的に行う。出血性合併症を最小限に抑えるため,血小板を8万/μL以上に保っておこう。

人工呼吸

VV-ECMOはCO_2を除去し,Pa_{CO_2}とpHを正常に保つのにきわめて効果的である。酸素化が十分なら,人工呼吸の目標は,傷害された肺をそれ以上痛めずに肺胞のリクルートメントを維持することだ。推奨される人工呼吸器設定を表14.2に示す。一般的には,1回換気量を200～300 mL,呼吸回数を4～6回/分に減らす。呼気終末陽圧(PEEP)は通常10～15 cmH$_2$Oに設定し,吸入酸素濃度(F_{IO_2})は40％以下にする。

残念なことに,患者の心拍出量が体外循環の流量限界を超えると,適切な酸素化が得られないことが多い。そうした場合は,Pa_{O_2}とSa_{O_2}を改善するために高いF_{IO_2}とPEEPを使用しよう。

表14.2 人工呼吸器の設定

モード	AC
呼吸タイプ	VC,PRVC
呼吸回数	4～6回/分
1回換気量	200～300 mL
PEEP	10～15 cmH$_2$O
F_{IO_2}	0.3～0.4

AC:補助・調節換気,VC:従量式,PRVC:圧調節型従量式

離脱

ECMOの離脱プロセスは，患者の肺病変が十分に改善したという証拠を得てから開始する。これは通常，X線像，Pa_{O_2}，Sa_{O_2}，呼吸器系コンプライアンスの改善にもとづく。離脱を試みる際は，ECMOの回路血流量を維持したまま人工呼吸器のF_{IO_2}，呼吸回数，PEEPを上げ，ECMOのスイープガスを止めることから始める。もしSa_{O_2}が90％を下回るようなら，スイープガスを再開する。ECMOの補助なしに適切な酸素化と換気が維持されるまで，毎日1回は離脱を試みよう。

まとめ

ECMOは，集中治療医にとって人工呼吸器で助けられない患者の救済手段となる。コンセプトは単純だが，患者管理には経験と広範なサポート体制が必要であり，専門の施設で使用するべきだ。しかし，タイミングを逃さずECOMセンターに患者を紹介できるようにするためには，人工呼吸患者を受けもつすべての臨床医が，ECMOで効果が得られるであろう患者を見分けられなければならない。

参考文献

1. Sidebotham D, McGeorge A, McGuinness S, et al. Extracorporeal membrane oxygenation for treating severe cardiac and respiratory disease in adults. Part 1: Overview of extracorporeal membrane oxygenation. *J Cardiothorac Vasc Anesth* 2009; 23: 886-892.
2. Sidebotham D, McGeorge A, McGuinness S, et al. Extracorporeal membrane oxygenation for treating severe cardiac and respiratory disease in adults. Part 2: Technical considerations. *J Cardiothorac Vasc Anesth* 2009; 23: 886-892.

これらは2つのパートからなる文献で，体外循環補助とその使用に関する最良の総説である。

3. Peek GJ, Mugford M, Tiruvoipati R, et al. Efficacy and economic assessment of conventional ventilatory support versus extracorporeal membrane oxygenation for severe adult respiratory failure. *Lancet* 2009; 374: 1351-1363.

これは，急性呼吸促迫症候群（ARDS）患者でECMOの有効性を評価した，最近の3つの前向きランダム化試験に関する論文である。死亡率低下を示唆する唯一の文献でもある。

索引

*ページ番号の後のtは表,fは図を示す。

数詞・欧文索引

1回換気量（V$_T$） 70, 101, 114, 124, 145
2コンパートメント・モデル 21, 22f, 23f, 26f, 27f

A

A-a較差（肺胞-動脈血酸素分圧較差） 20, 35, 79
AC（assist-control）モード 50
APRV（airway pressure release ventilation） 53, 150
ARDS（acute respiratory distress syndrome） 143

B

barotrauma 98
bi-level換気 53
BiPAP®（bi-level positive airway pressure） 171
Bohrの式 85
Boyleの法則 8

C

Ca$_{O_2}$（動脈血酸素含量） 82
CIM（critical illness myopathy） 165
CIP（critical illness polyneuropathy） 165
COオキシメトリー 78
CPAP（持続気道陽圧） 44
C$_{RS}$（呼吸器系のコンプライアンス） 90

D

$\dot{D}_{O_2}$（酸素運搬量） 82, 145, 150

E

ECCO$_2$R（体外二酸化炭素除去） 181

ECMO（extracorporeal membrane oxygenation） 181
elastic recoil 2
elastic recoil pressure 2
EPAP（呼気気道陽圧） 172

F

Fickの法則 28
F$_{IO_2}$（吸入酸素濃度） 19, 29, 70, 79
　　Pa$_{O_2}$との相互関係 29
　　初期設定 70
F$_{O_2}$〔酸素（分画）濃度〕 16, 186

H

HFOV（high frequency oscillatory ventilation） 150

I

I：E比 48
　　高I：E比換気 73, 148
ICU人工呼吸器 172, 178
　　回路 173f
　　初期設定 179t
inspiratory threshold load 100
IPAP（吸気気道陽圧） 172
IRV（逆比換気） 148

M

mandatory breath 50
MAP（mean alveolar pressure） 72

N

NIV（non-invasive ventilation） 171
NO（一酸化窒素）吸入 151

O

O_2Hb（酸化ヘモグロビン） 77

P

P：F比 81
$P_{(A-a)O_2}$（肺胞-動脈血酸素分圧較差） 79
$P_{(a-ET)CO_2}$（Pa_{CO_2}とP_{ETCO_2}の差） 85
Pa_{CO_2}（動脈血二酸化炭素分圧） 16, 34, 73, 82
P_{ACO_2}（平均肺胞二酸化炭素分圧） 17, 19, 79
P_{ALV}（肺胞内圧） 5, 72, 87, 93
P_{ALVee}（呼気終末肺胞内圧） 60, 94
P_{ALVei}（吸気終末肺胞内圧） 60
Pa_{O_2}（動脈血酸素分圧） 16, 18, 29, 34, 72, 77
　　F_{IO_2}との相互関係 29
P_{AO_2}（肺胞気酸素分圧） 19, 79
P_{AW}（気道内圧） 5, 86, 96, 118, 171
P_B（大気圧） 16, 19, 35
PC (pressure control) 呼吸 58
Pc_{CO_2}（毛細血管の二酸化炭素分圧） 29f
Pc_{O_2}（毛細血管の酸素分圧） 29f
PCRIT (point of critical airway narrowing) 103
P_{CW}（胸壁バネ） 3f, 4
PEEP (positive end-expiratory pressure) 15, 44, 71, 146, 187
　　初期設定 71
　　閉塞性肺疾患 140
$PEEP_E$（外因性PEEP） 16, 88, 94, 102
$PEEP_I$（内因性PEEP） 16, 88, 94, 152
$PEEP_T$（総PEEP） 16, 87, 94
P_{ER}（弾性力） 8, 11, 55, 118, 120t, 122t, 124t
P_{ES}（食道内圧） 5
P_{ETCO_2}（呼気終末二酸化炭素分圧） 85
P_{H_2O}（水蒸気圧） 19, 35, 79
P_L（肺バネ） 3f, 4
P_{MEAN}（平均気道内圧） 48
P_{N_2}（窒素分圧） 17
P_{O_2}（酸素分圧） 16, 19
Poiseuilleの式 6
P_{PEAK}（ピーク圧） 11, 48, 56, 86, 118
P_{PL}（胸腔内圧） 5, 8, 97, 131
P_{PLAT}（プラトー圧） 11, 48, 87, 121, 145
P_{RS}（呼吸器系バネ） 3f, 4
PRVC (pressure-regulated volume control) 呼吸 62
PS (pressure support) 呼吸 63
P_T（総分圧） 16
P_{TM}（壁内外圧差） 4f, 5, 131f, 132
pulmonary hypertension 155
P_V（粘性力） 6, 11, 55, 120t, 122t, 124t

Q

$\dot{Q}$（血流量） 20
Q_S/Q_T（シャント比） 81
Q_{VA}/Q_T（静脈血混合） 81

R

refractory hypoxemia 37
right ventricular failure 155
R_{RS}（呼吸器系のレジスタンス） 90
RSBI（浅速呼吸指数） 160

S

Sa_{O_2}（動脈血酸素飽和度） 35, 72, 77, 145, 186
SBT (spontaneous breathing trial) 159
Sc_{O_2}（肺胞毛細血管酸素飽和度） 81
SIMV (synchronized intermittent mandatory ventilation) モード 52
S_{O_2}（酸素飽和度） 24
Sp_{O_2}（パルスオキシメータで測定した酸素飽和度） 72, 79
spontaneous breath 50
Starlingの法則 127
SV (spontaneous ventilation) モード 52
$S\bar{v}_{O_2}$（混合静脈血酸素飽和度） 81, 150

T

Tピース，離脱 159
T_E（呼気時間） 48, 94
T_I（吸気時間） 47, 101, 115

V

$\dot{V}$（換気量） 20
$\dot{V}_A$（肺胞換気量） 17, 83

VA-ECMO（静脈-動脈ECMO） 185
VC (volume control) 呼吸 55
$\dot{V}_D$（死腔換気量） 17, 34, 73
V_D/V_T（死腔量と換気量の比） 18, 85
$\dot{V}_E$（分時換気量） 17, 34, 73, 163
$\dot{V}_{ECO_2}$（二酸化炭素排出量） 17, 83
$\dot{V}_{EE}$（呼気終末フロー） 95
V_{EE}（呼気終末容量） 95f, 96
$\dot{V}_{EI}$（吸気終末フロー速度） 90, 119
V_{EI}（吸気終末容量） 95f, 96
VILI (ventilator-induced lung injury) 145
viscosity 6
viscous force 6
$\dot{V}_{O_2}$（酸素消費量） 19, 150
volutrauma 145
$\dot{V}_{pCO_2}$（二酸化炭素産生量） 17, 34, 73, 83
V/Q（換気血流比） 80
V/Qミスマッチ 20
VS (volume support) 呼吸 64
V_T（1回換気量） 70, 101, 114, 124, 145
VV-ECMO（静脈-静脈ECMO） 182
　　設定 187t
　　適応と禁忌 186t

和文索引

あ行
アシデミア 37
アシドーシス
　　希釈性—— 166
　　呼吸性—— 73
　　代謝性—— 166
圧感度 45
圧サポート (PS) 呼吸
　　呼吸タイプ 63
　　離脱 159
圧損傷，動的肺過膨張 98
圧調節型従量式 (PRVC) 呼吸 62
圧トリガー 45
圧-容量曲線 2
アラーム 47t, 117
　　高気道内圧 118, 120t, 122t
　　低気道内圧 123
アルカローシス，呼吸性—— 74, 112, 167

一酸化窒素 (NO) 吸入，急性呼吸促迫症候群 151
陰圧換気 10

ウィーニング→離脱
右室不全 141, 154
運動方程式 11

エアリーク 110
　　意図的—— 173

オートトリガー 110
　　呼吸性アルカローシス 112

か行
外因性PEEP ($PEEP_E$) 16, 88, 94, 102
解剖学的死腔 17
外力，呼吸力学 8
過換気 166
下気道保護不能 38
拡散 28
ガス分圧 16
カプノグラフィ 83

換気 1, 2
　評価 82
換気血流比（V/Q） 80
換気-血流ミスマッチ 20
換気不全 34
換気モード 42, 49
　自発呼吸（SV） 52
　初期設定 69
　選択 65
　同期式間欠的強制換気（SIMV） 52
　バイレベル（bi-level）換気 53
　補助・調節（AC）換気 50
換気量（V） 20
換気量サポート（VS）呼吸 64

気管切開，離脱困難 168
気管挿管
　再挿管 161
　低血圧 97, 139
　適応 36, 158t
希釈性アシドーシス 166
気道確保困難 162
気道クリアランス，離脱 162
気道内圧（P_{AW}） 5, 86, 96, 118, 171
気道内圧開放換気（APRV） 53, 149
気道保護反射 38
逆比換気（IRV） 148
吸気
　自発呼吸 8
　人工呼吸 11
　非同調 113
吸気閾値負荷 100
吸気気道陽圧（IPAP） 172
吸気時間（T_I） 47, 101, 115
　非同調 115
吸気終末圧→プラトー圧（P_{PLAT}）
吸気終末肺胞内圧（P_{ALVei}） 60
吸気終末フロー速度（$\dot{V}_{EI}$） 90, 119
吸気終末容量（V_{EI}） 95f, 96
急性換気不全 36
　人工呼吸の適応 37
急性呼吸促迫症候群（ARDS） 143
　一酸化窒素（NO）吸入 151
　高I：E比換気 148

　サルベージ治療 147
　神経筋遮断薬 150
　人工呼吸器の初期設定 147t
　体外式膜型人工肺（ECMO） 152
　バイレベル換気 149
　腹臥位 152
吸入酸素濃度（F_{IO_2}） 19, 29, 70, 79
　初期設定 70
胸腔内圧（P_{PL}） 5, 8, 97, 131
強制呼吸 44, 50
強制呼吸回数，初期設定 71
胸壁バネ（P_{CW}） 3f, 4

駆動圧 46

血流量（Q） 20

高I：E比換気 73, 148
高気道内圧，アラーム 118, 120t, 122t
高呼吸回数，アラーム 123
喉頭浮腫，離脱 161
高頻度振動換気（HFOV） 150
後負荷 129
誤嚥 38
呼気
　自発呼吸 9
　人工呼吸 15
呼気気道陽圧（EPAP） 172
呼気時間（T_E） 48, 94
呼気終末二酸化炭素分圧（P_{ETCO_2}） 85
呼気終末肺胞内圧（P_{ALVee}） 60, 94
呼気終末フロー（$\dot{V}_{EE}$） 95
呼気終末陽圧（PEEP） 15, 44, 71, 146, 187
　$PEEP_E$（外因性PEEP） 16, 88, 94, 102
　$PEEP_I$（内因性PEEP） 16, 88, 94, 152
　$PEEP_T$（総PEEP） 16, 87, 94
　初期設定 71
　閉塞性肺疾患 140
呼気終末容量（V_{EE}） 95f, 96
呼吸系のコンプライアンス（C_{RS}） 90
呼吸系のレジスタンス（R_{RS}） 90
呼吸器系バネ（P_{RS}） 3f, 4
呼吸性アシドーシス 73

呼吸性アルカローシス　74, 167
　　オートトリガー　112
呼吸タイプ　42, 49, 54
　　圧サポート (PS) 呼吸　63
　　圧調節型従量式 (PRVC) 呼吸　62
　　換気量サポート (VS) 呼吸　64
　　従圧式 (PC) 呼吸　58
　　従量式 (VC) 呼吸　55
　　初期設定　69
　　選択　65
呼吸不全　33
　　換気不全　34
　　血液ガス特性　35t
　　酸素化-換気不全　36
　　酸素化不全　35
呼吸力学　2
　　評価　86
混合ガス，分圧　16
混合静脈血酸素飽和度 ($S\bar{v}_{O_2}$)　81, 150
コンプライアンス　7, 89

さ行

最高気道内圧→ピーク圧 (P_{PEAK})
再挿管　161
左室不全　142
酸化ヘモグロビン (O_2Hb)　77
酸素，拡散　28
酸素運搬　19
酸素 (分画) 濃度 (F_{O_2})　16, 186
酸素運搬量 ($\dot{D}_{O_2}$)　82, 145, 150
酸素化　1, 18
　　評価　77
酸素化-換気不全　36
酸素化不全　35
　　原因　35t
酸素含量　81
酸素消費量 ($\dot{V}_{O_2}$)　19, 150
酸素分圧 (P_{O_2})　16, 19
酸素飽和度 (S_{O_2})　24
酸素飽和度 (Sp_{O_2})，パルスオキシメータで測定した──　72, 79

死腔　17
死腔換気量 ($\dot{V}_D$)　17, 34, 73, 167

死腔量と換気量の比 (V_D/V_T)　18, 85
持続気道陽圧 (CPAP)　44
自発呼吸　50
　　血行動態変化　133f
　　呼吸力学　8
　　動脈圧変化　135f
自発呼吸 (SV) モード　52
自発呼吸トライアル (SBT)　159
　　Tピースと圧サポートの比較　160t
　　抜管　160
　　有用な測定値　161t
シャント比 (Q_S/Q_T)　81
従圧式 (PC) 呼吸　58
重症疾患多発ニューロパチー (CIP)，人工呼吸器依存　165
重症疾患ミオパチー (CIM)，人工呼吸器依存　165
従量式 (VC) 呼吸　55
循環血液量減少　139
上気道閉塞　39
静脈血混合 (Q_{VA}/Q_T)　81
食道内圧 (P_{ES})　5
神経筋遮断薬，急性呼吸促迫症候群　150
心血管系　127
　　胸腔内圧　131
　　人工呼吸の合併症　127
人工呼吸
　　右室不全　141, 154
　　急性呼吸促迫症候群 (ARDS)　143
　　血行動態変化　136f
　　呼吸力学　10
　　左室不全　142
　　循環血液量減少　139
　　低血圧　139
　　適応　158t
　　動脈圧変化　138f
　　肺高血圧症　154
　　閉塞性肺疾患　152, 154t
人工呼吸患者
　　生理学的評価　77
　　離脱困難　163
人工呼吸器
　　ICU──　172
　　アラーム　47t, 117

換気モード　49
構造　42f
呼吸タイプ　49
主要コンポーネント　41
初期設定　42, 69
設定の調整　72
デザイン　41
バイレベル──　171
非同調　107
ユーザーインターフェース　43f, 48
用語　42
離脱　74, 157
人工呼吸器依存　164
　気管切開　168
　原因　165t
　重症疾患多発ニューロパチー (CIP)　165
　重症疾患ミオパチー (CIM)　165
人工呼吸器関連肺炎　39, 166
人工呼吸器関連肺傷害 (VILI)　145
人工呼吸の適応　36
　下気道保護不能　38
　急性換気不全　37
　上気道閉塞　39
　慢性換気不全急性増悪　37
人工肺→体外式膜型人工肺 (ECMO)
心収縮力　129

水蒸気圧 (P_{H_2O})　19, 35, 79

生理学的死腔　17
浅速呼吸指数 (RSBI)　160
前負荷　127

総PEEP ($PEEP_T$)　16, 87, 94
挿管
　再──　161
　低血圧　97, 139
　適応　36, 158t
総分圧 (P_T)　16

た行

体外式膜型人工肺 (ECMO)　181
　回路　182
　合併症　185
　急性呼吸促迫症候群 (ARDS)　152
　離脱　188
体外二酸化炭素除去 ($ECCO_2R$)　181
大気圧 (P_B)　16, 19, 35
代謝性アシドーシス　166
ダイナミック・ハイパーインフレーション
　94, 152
多重トリガー, 非同調　113
弾性　2
弾性力 (P_{ER})　8, 11, 55, 118, 120t, 122t, 124t

窒素分圧 (P_{N_2})　17
鎮静の中断　157

低1回換気量, アラーム　124
低気道内圧, アラーム　123
低血圧
　人工呼吸　139
　動的肺過膨張　97
低呼吸回数, アラーム　123
鉄の肺　10

同期式間欠的強制換気 (SIMV)　52
動的肺過膨張　93, 152
　圧損傷　98
　外因性PEEP　102
　管理　101
　診断　95
　低血圧　97
　トリガー不全　98
　輸液　102
動脈血酸素含量 (CaO_2)　82
動脈血酸素分圧 (PaO_2)　16, 18, 29, 34, 72, 77
動脈血酸素飽和度 (SaO_2)　35, 72, 77, 145, 186
動脈血二酸化炭素分圧 ($PaCO_2$)　16, 34, 73, 82
トータルフェイスマスク　177
トリガー　45, 107
　非同調　108
トリガー感度, 初期設定　71
トリガータイプ, 初期設定　71

トリガー不全
    動的肺過膨張 98
    非同調 108

な行
内因性 PEEP (PEEP$_i$) 16, 88, 94, 152
    診断 95
内力，呼吸力学 2
難治性低酸素血症
    サルベージ治療 147t
    人工呼吸の適応 37

二酸化炭素産生量 ($\dot{V}_{PCO_2}$) 17, 34, 73, 83
二酸化炭素排出量 ($\dot{V}_{ECO_2}$) 17, 83

粘性 6
粘性力 (P_V) 6, 11, 55, 120t, 122t, 124t

は行
肺過膨張→動的肺過膨張
肺高血圧症 154
肺バネ (P_L) 3f, 4
肺胞換気量 ($\dot{V}_A$) 17, 83
肺胞気酸素分圧 (P_{AO_2}) 19, 79
肺胞気式 19, 79
肺胞死腔 17
肺胞−動脈血酸素分圧較差〔A−a 較差＝$P_{(A-a)O_2}$〕 20, 35, 79
肺胞内圧 (P_{ALV}) 5, 72, 87, 93
肺胞毛細血管酸素飽和度 (S_{CO_2}) 81
バイレベル換気 149
    換気モード 53
    急性呼吸促迫症候群 (ARDS) 149
バイレベル人工呼吸器 171, 177
    ICU 人工呼吸器との違い 172
    回路 173f
    初期設定 178t
抜管→離脱
パルスオキシメトリー 78

ピーク圧 (P_{PEAK}) 11, 48, 56, 86, 118
ピークフロー 46
非侵襲的人工呼吸 (NIV) 171
    患者選択 175
    禁忌 176t
    適応 176t
非同調 107
    オートトリガー 110
    吸気 113
    吸気時間 115
    多重トリガー 113
    トリガー不全 108

腹臥位，急性呼吸促迫症候群 152
プラトー圧 (P_{PLAT}) 11, 48, 87, 120, 145
プラトー時間 47
フルフェイスマスク 177
フロー感度 45
フロートリガー 45
フロープロファイル 46
分圧，混合ガス 16
分時換気量 ($\dot{V}_E$) 17, 34, 73, 163

平均気道内圧 (P_{MEAN}) 48
平均肺胞内圧 (MAP) 72
平均肺胞二酸化炭素分圧 (P_{ACO_2}) 17, 19, 79
閉塞性肺疾患
    PEEP 140
    人工呼吸 152, 154t
壁内外圧差 (P_{TM}) 4f, 5, 131f, 132
ヘモグロビン酸素解離曲線 24, 25f, 78f

補助・調節 (AC) 換気 50

ま行
膜型肺→体外式膜型人工肺 (ECMO)
慢性換気不全，急性増悪 36

毛細血管の酸素分圧 (P_{CO_2}) 29f
毛細血管の二酸化炭素分圧 (P_{CCO_2}) 29f

や行
輸液，動的肺過膨張 102

陽圧換気 10
容量損傷 145

ら行

離脱　74, 157
　　4つのステップ　158f
　　開始基準　159t
　　喉頭浮腫　161
　　自発呼吸トライアル（SBT）　159

離脱困難　163
　　気管切開　168
　　評価・治療の3つのステップ　164f
臨界気道狭窄点（PCRIT）　103

レジスタンス　7, 90

著者・監訳者紹介

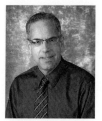

ジョン W. クライト　ピッツバーグ大学医学部教授
デューク大学医学部卒業。ミシガン大学呼吸器・集中治療科，ピッツバーグ大学呼吸器・アレルギー・集中治療科，2001年以降はピッツバーグ大学で，呼吸器・集中治療科専門医研修プログラムおよび医学部呼吸生理・病態生理学のディレクターを務める。ベスト・ティーチャーに贈られる数々の名誉ある賞を受けており，医学生やレジデント，専門医の教育に日々情熱を注いでいる。趣味はスペイン語会話，写真，古銭・記念メダルの蒐集。好きな球団はピッツバーグ・パイレーツ。

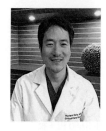

加藤 良太朗　板橋中央総合病院 副院長/総合診療科部長
東京大学医学部卒業。帝京大学医学部附属市原病院(現 ちば総合医療セ)麻酔科，ワシントン大学医学部内科，セントルイス退役軍人病院ホスピタリスト科長，ピッツバーグ大学医学部集中治療科臨床フェローを経て現職。米国内科専門医，集中治療専門医，ニューヨーク州弁護士。最近のテーマは日本版FOAMの確立，内科研修プログラムの整備。仕事の合間は99％子供と遊ぶか愛犬の散歩，残り1％はゴミ出しか皿洗い。映画「ビリギャル」に涙し，自身も良い指導医になろうと再決意。

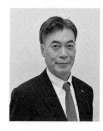

新見 能成　板橋中央総合病院 院長/麻酔科部長
順天堂大学医学部卒業。順天堂大学医学部附属病院麻酔科講師，帝京大学医学部附属市原病院麻酔科助教授，同大学附属板橋病院麻酔科助教授を経て現職。麻酔科指導医。最近のテーマは，新しい人工心肺の開発。趣味はクラシックギターで，最近は「魔笛の主題による変奏曲(ソル)」に挑戦。ゲノム医療と中国語会話になみなみならぬ関心。訳書に『人工心肺 ― その原理と実際 ―』『心臓手術の麻酔 第4版』(ともに監訳，メディカル・サイエンス・インターナショナル刊)がある。

ピッツバーグの
人工呼吸「集中講義」　　　　　定価：本体 3,600 円＋税

2016 年 5 月 26 日発行　第 1 版第 1 刷Ⓒ

編　者　　ジョン W. クライト

監訳者　　加藤　良太朗
　　　　　（かとう　りょうたろう）
　　　　　新見　能成
　　　　　（にいみ　よしなり）

発行者　　株式会社　メディカル・サイエンス・インターナショナル
　　　　　代表取締役　若松　博
　　　　　東京都文京区本郷 1-28-36
　　　　　郵便番号 113-0033　電話 (03) 5804-6050

印刷：アイワード／ブックデザイン：GRID CO., LTD.

ISBN 978-4-89592-855-7　C3047

本書の複製権・翻訳権・上映権・譲渡権・公衆送信権（送信可能化権を含む）は，㈱メディカル・サイエンス・インターナショナルが保有します。
本書を無断で複製する行為（複写，スキャン，デジタルデータ化など）は，「私的使用のための複製」など著作権法上の限られた例外を除き禁じられています。大学，病院，診療所，企業などにおいて，業務上使用する目的（診療，研究活動を含む）で上記の行為を行うことは，その使用範囲が内部的であっても，私的使用には該当せず，違法です。また私的使用に該当する場合であっても，代行業者等の第三者に依頼して上記の行為を行うことは違法となります。

JCOPY〈㈳出版者著作権管理機構　委託出版物〉
本書の無断複写は著作権法上での例外を除き禁じられています。
複写される場合は，そのつど事前に，㈳出版者著作権管理機構
（電話 03-3513-6969，FAX 03-3513-6979，info@jcopy.or.jp）
の許諾を得てください。